다이트한의원

당질량 핸드북

다이트한의원

당질량
핸드북

초판 1쇄 발행 2019년 9월 1일
초판 8쇄 발행 2024년 8월 1일

지 은 이   방민우
발 행 인   권선복
편   집   권보송
디 자 인   오지영
전 자 책   오지영
발 행 처   도서출판 행복에너지
출판등록   제315-2011-000035호
주   소   (07679) 서울특별시 강서구 화곡로 232
전   화   0505-613-6133
팩   스   0303-0799-1560
홈페이지   www.happybook.or.kr
이 메 일   ksbdata@daum.net

값 17,000원
ISBN 979-11-5602-738-6 (12510)

Copyright ⓒ 방민우 2024

도서출판 행복에너지는 독자 여러분의 아이디어와 원고 투고를 기다립니다. 책으로 만들기를
원하는 콘텐츠가 있으신 분은 이메일이나 홈페이지를 통해 간단한 기획서와 기획의도, 연락
처 등을 보내주십시오. 행복에너지의 문은 언제나 활짝 열려 있습니다.

다이트한의원

당질량
핸드북

방민우 지음

이젠 당질을 체크하자!
손쉽게 확인하고 시작하는 당질조절식사

주요 식재료 음식별
당질량 수록, 유용한
당질조절식 레시피
50여 종 수록!

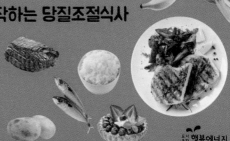

도서
출판 행복에너지

목차

HOW TO 당질조절 다이어트?

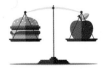

여러분은 다이어트 하면 무엇이 먼저 떠오르시나요? 대부분의 사람들은 다이어트 하면 아마도 단기간에 살을 빼기 위한 극단의 고통스러운 식이조절법(열량 조절)을 떠올릴 것입니다.

제가 병원에서 비만으로 힘들어하는 많은 환자를 만나 이야기를 나누며 느꼈던 점은 이제는 '제발' 다이어트를 끝내고 싶어 하는 간절함이었습니다. 그들의 간절함은 스스로 매일 저녁을 굶게 하거나 아예 세끼를 굶게 하여 자신의 소중한 몸을 극도로 혹사시켰습니다. 또는 하루 종일 과일만 먹는다든가 샐러드만 먹는다든가 하는 극단적

식단을 택하게 만들었습니다.

우리나라 비만 인구는 2030년에는 현재의 2배 수준으로 예상된다는 OECD 전망이 있었습니다. 이제 건강의 트렌드는 웰빙에서 웰니스의 시대로 간다고 하는데 오히려 비만인구는 음식의 풍요로움과 함께 더욱 크게 늘어날 전망이라니 참으로 아이러니한 일입니다.

아직도 많은 전문가들은 비만의 원인을 고지방, 고열량 음식의 섭취, 운동부족으로 꼽고 있습니다. 의사가 진찰을 잘 해야 치료도 잘하듯 비만의 원인을 잘 알아야 해결법을 찾을 수 있겠지요. 과연 기존의 이야기가 맞는지, 우리의 식단은 올바른 방향으로 가고 있는지 점검해 봐야 합니다.

필자는 앞서 발간한 『당질 조절 프로젝트-케토제닉 다이어트』라는 책을 통해 기존의 다이어트법과 다른 당질조절 다이어트법을 소개하였습니다. 당질조절을 통한 적정 혈당 유지를 위해 음식에 대한 기존의 상식과 편견을 바꾸어 식단에서 실천하라는 이야기입니다. 실제로 "콜레스테롤, 지방(기름)은 무조건 나쁘다. 또는 멀리해야 한다."라거나 '밥은 건강한 보약'이라고 믿는 등의 잘못된 영양 상식들이 우리 몸을 병들게 하고 있습니다.

더불어 유명 다이어트법으로 널리 알려진 저탄고지, 당질=탄수화물, 탄수화물을 제한하고 고기, 기름으로 섭취한다는 방식의 다이어트법은 당질조절 다이어트법과 같은 것이 아님을 알려드립니다. 쉽게 말하자면, 당질은 건강에 좋은 과일의 대명사인 '사과'에도 있습니다. 당질 조절은 식이섬유를 제한하지 않는 것이며 탄수화물 배제는 식이섬유까지 배제하는 것입니다. 참고로 식이섬유는 단백질이나 지방질과 마찬가지로 혈당상승을 완만하게 하는 역할을 합니다.

당질 조절의 중요성은 강조해도 지나침이 없습니다. 비만뿐만 아니라 당뇨병, 알츠하이머, 아토피에 이르기까지 여러 종류의 질병이 '당질 조절=혈당조절'과 관련성이 있다고 밝혀지고 있습니다.

『당질 조절 프로젝트-케토제닉 다이어트』라는 책에서

'당질'에 대한 이해와 몸에서 일어나는 작용에 대해서 의학적으로 자세히 소개했지만, 생활 속의 실천적 방법에 대한 전문적 어드바이스가 여전히 부족함을 느꼈습니다.

당장 오늘 저녁거리로 시장에 가서 어떤 식재료를 사와야 하는지, 어떤 식단을 만들어야 할지 참고할 수 있는 전문서적이 없어서 느낄 독자들의 고민들을 해결해야 했습니다. 재료별, 음식별 당질량에 대한 안내를 우리나라 실정에 맞게 제시해 드리는 것이 『당질 조절 프로젝트』의 완성이라고 생각했습니다.

아무쪼록 독자들께 많은 도움이 되길 바랍니다.

다이트한의원 원장

방민우(한의학박사)

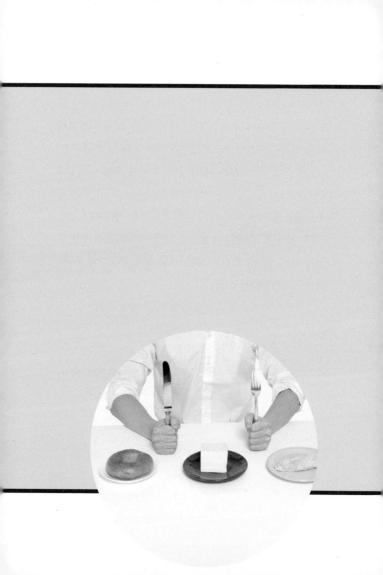

당질의
개념 및 효능

1. 당질의 개념 및 효능

■ 당질이란?

'탄수화물=당질+식이섬유'

탄수화물은 1g당 4kcal 이상의 에너지를 가지고 있는 '당
질'과 그렇지 않은 '식이섬유'로 구별됩니다. '당질'과 '탄
수화물'이라는 표현이 동의어처럼 혼용되고 있지만, 정확
히 말하면 탄수화물이라는 것은 '당질과 식이섬유'를 합한
것입니다.

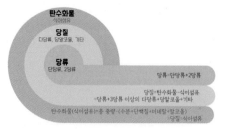

〈그림1〉 당질과 당류

■ 당질을 많이 먹으면?

당질은 체내에 들어오면 흡수되어 혈액 속의 포도당이 됩니다. 이 수치를 혈당치라고 하는데 3대 영양소 중에 혈당치를 직접 올리는 것은 유일하게 당질뿐입니다. 현대인의 대부분은 매일 끼니마다 주식으로 빵과 밥, 그리고 면을 섭취하고 있습니다. 현대인의 식생활은 당질과다가 되기 쉽고 이것이 다양한 질병을 일으키는 원인이 되기도 합니다.

■ 당질조절은 왜 좋을까?

(1) 당뇨병을 개선, 합병증을 예방

당뇨병은 인슐린의 작용 부족으로 혈당치가 높아지는 병입니다. 당질을 조절하는 것만으로도 혈당치, 헤모글로빈 Alc, 중성지방 수치, 콜레스테롤 수치 등이 개선됩니다. 이로 인해 망막증, 신경증과 같은 합병증도 예방할 수 있습니다.

(2) 비만을 해소

인슐린의 별명은 '비만호르몬'입니다. 당질을 조절하면 인
슐 분비를 억제할 수 있고 이에 따른 체지방의 축적량을
줄일 수 있습니다.

(3) 다양한 생활습관병과 컨디션 개선

고혈압, 동맥경화, 심근경색, 뇌출혈 등도 빈번한 당질의
과다섭취가 원인 중 하나입니다. 당질을 줄이면 급격한
혈당수치의 상승을 피할 수 있어 혈관내피를 상처 주는
것이 줄기 때문에 다양한 생활습관병을 예방, 개선할 수
있습니다.

(4) 암을 예방하는 데 도움

암을 발생시키는 가장 큰 원인으로 고혈당과 고인슐린혈
증을 들 수 있습니다. 당질조절식사를 하면 이러한 상태
가 발생하지 않기 때문에 암 예방에 도움이 됩니다.

(5) 아름다운 피부와 머릿결

당질조절은 우리 몸의 전반적인 대사를 개선시키고 전신의 혈액순환을 개선시켜줍니다. 이로 인해 모세혈관에 충분한 혈액이 흘러들어 세포에 영양이 원활하게 공급되고 모발과 피부도 건강해집니다.

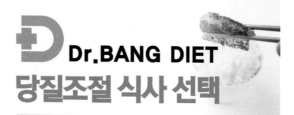

Dr.BANG DIET
당질조절 식사 선택

1일 3식(아침, 점심, 저녁)에서

주식(밥, 빵, 면 등)**을 빼고 섭취**

당질섭취량 목표: 30–60g/일

1일 3식 모두 주식을 빼고 식사하기

3일에서 1주일 사이에 체중과 체지방의 변화가 나타남

3대 영양소 밸런스: 지방 56%, 단백질 32%, 당질 12%

1일 2식(아침, 저녁)에서
주식을 빼고 섭취

당질섭취량 목표: 70~100g/일

아침(또는 점심)과 저녁에서 주식을 빼고 식사하기

라이프스타일에 따라 주식 섭취를 선택할 수 있음

3대 영양소 밸런스: 지방 45%, 단백질 28%, 당질 27%

1일 1식(주로 저녁)에서
주식을 빼고 섭취

당질섭취량 목표: 110~140g/일

활동량이 감소하는 밤에 주식 섭취를 제한하기

주식을 섭취하는 경우에도 흰쌀밥이나 정제분으로 만든 빵 등은

섭취를 피하도록 주의하기

3대 영양소 밸런스: 지방 41%, 단백질 21%, 당질 38%

당질 LOW 음식 LIST

당질이 적어 많이 먹어도 되는 음식

육류, 어류, 계란, 치즈

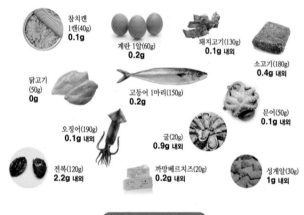

참치캔
1캔(40g)
0.1g

계란 1알(60g)
0.2g

돼지고기(130g)
0.1g 내외

소고기(180g)
0.4g 내외

닭고기
(50g)
0g

고등어 1마리(150g)
0.2g

문어(50g)
0.1g 내외

오징어(190g)
0.1g 내외

굴(20g)
0.9g 내외

전복(120g)
2.2g 내외

까망베르치즈(20g)
0.2g 내외

성게알(30g)
1g 내외

야채, 버섯, 과일

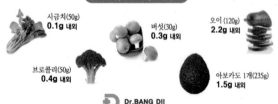

시금치(50g)
0.1g 내외

버섯(30g)
0.3g 내외

오이 (120g)
2.2g 내외

브로콜리(50g)
0.4g 내외

아보카도 1개(235g)
1.5g 내외

Dr.BANG DII

당질 HIGH 음식 LIST

배가 고플 때 당질이 높은 과일 쥬스 등을 섭취하면 혈당치는 급격하게 상승합니다.

당질이 많아 섭취를 **피해야 하는** 음식

주식류

흰쌀밥
1공기(150g)
55.2g 내외

중화면
1인분(190g)
53g 내외

식빵 1장(75g)
26.6g 내외

스파게티면
1인분(100g)
71.2g 내외

우동면 1인분(300g)
62.4g 내외

소면
1인분(270g)
67.2g 내외

감자 중간크기 2개
24.5g 내외

야채

단호박(60g)
10.3g 내외

양파 1개(200g)
13.5g 내외

과일

사과 1개
43g 내외

망고 1개
47g 내외

무화과(100g)
10.5g 내외

바나나
1개(220g)
28.2g 내외

파인애플(30g)
3.6g 내외

감(260g)
33.8g 내외

과자,간식

밀크초콜릿 1장(75g)
38.9g 내외

호빵(팥)
53.4g 내외

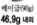
베이글(90g)
46.9g 내외

초코케이크
1조각(110g)
50.9g 내외

Dr.BANG DIET

■ 지방은 나쁘다?

우리는 막연히 지방이 몸에 해롭다고 생각합니다. 지방, 콜레스테롤은 오랜시간동안 대중들에게 몸에 나쁘다고 알려져왔고 그것이 우리의 상식이었습니다.

하지만 '지방=나쁘다'라는 상식이 세계적으로 부정되고 있습니다.

"식사로 콜레스테롤은 많이 섭취해도 혈액 중의 콜레스테롤이 늘어나는 것은 아니다."라는 것이 최근 연구에서 분명해졌습니다. 그래서 2015년 2월 미국에서는 영양요법 지침이 개정되었으며, 콜레스테롤은 신경 쓰지 않아도 되게 되었습니다. 일본에서도 후생노동성이 『일본인의 식사 섭취기준』 2015년판에서 콜레스테롤의 섭취기준을 폐지했습니다.

지금까지는 지방, 콜레스테롤은 나쁘다고 여겨졌기 때문에 그것들의 대사산물인 케톤체도 나쁘다고 여겨져 왔지만 오히려 탄수화물, 그리고 당질이 나쁘다는 것을 알게 된 이상, 케톤체에 대한 인식이 바뀌어야할것입니다.

■ 하이브리드(Hybrid) 바디

당질회로 + 케톤체회로
사람의 에너지 회로는 하이브리드!

인간의 에너지 대사에는 당질 회로와 케톤체 회로의 두 종류가 있습니다. 지금까지는 '당질 회로'가 인체의 기본적인 엔진으로 여겨져 왔습니다. 하지만 당질 회로는 격렬한 운동을 하거나 당질을 섭취하고 있을 때의 엔진이며, 이 엔진은 에너지 고갈을 일으키기 쉽다는 특징이 있습니다. 한편, 케톤체 회로는 당이 고갈되면 지방산을 분해하여 간에서 케톤체를 만들어 혈액 중에 공급합니다.

기초대사 중 많은 부분을 차지하는 골격근이나 심근은 에너지원의 대부분이 케톤체 회로입니다. 숨은 히어로와 같은 존재인 것입니다. 당질 회로에서는 에너지 생산에 사용되지 않고 남은 포도당은 지방으로 축적됩니다. 하지만 케톤체 회로는 체내의 지방을 연소시켜서 에너지를 생산합니다.

우리의 목표는 하이브리드 회로의 효율적 활용!

■ 당질 회로와 케톤체 회로

당질 회로

체내에 들어온 당질은 포도당 등으로 분해되어 에너지원으로 사용됩니다.

이것이 당질 회로입니다. 당질이 많아서 다 사용하지 못하면 인슐린호르몬이 작용하여 중성지방으로 축적됩니다. 당질을 많이 섭취하면 살이 찌는 것은 이러한 메커니즘에 의해서입니다.

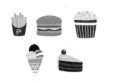

케톤체 회로

당질 다음으로 에너지원이 되는 것이 지방입니다. 체지방을 분해하여 에너지를 발생시키는 것이 케톤체 회로입니다.

체내의 중성지방을 분해하여 에너지(케톤체)를 얻는 것은 결과적으로 중성지방을 감소시켜 살이 빠지게 됩니다.

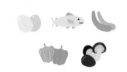

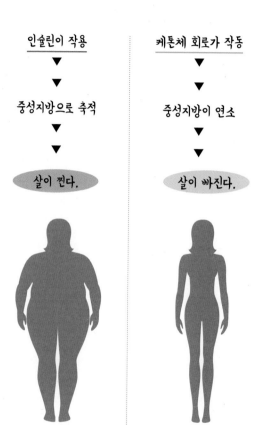

음식으로 섭취하면 좋은 소중한 미네랄

다이어트 여부와 상관없이 음식을 통한 미네랄 섭취는 매우 중요합니다. 충분히 공급되지 않으면 신체 기능이 고장나거나 질병에 취약해집니다.

칼륨(K)

근육이 에너지를 만들어낼 때 불가결한 미네랄. 세포 내의 체액의 농도조절을 합니다. 불필요한 나트륨을 배설시켜 혈압을 낮추는 역할을 합니다.

포함된 식품

다시마, 미역, 시금치 등

칼슘(Ca)

칼슘은 몸의 생리기능에서 없어서는 안 되는 미네랄. 그러나 많은 한국인은 칼슘부족 상태에 있습니다. 특히 영양의 균형 없이 다이어트를 하는 여성에게 부족해지기 쉽습니다.

포함된 식품

치즈, 요구르트, 우유 등

마그네슘(Mg)

비타민B군과 함께 당질, 지질, 단백질의 대사를 촉진시키고 신진대사의 조절에 필요한 미네랄. 칼슘과 마그네슘의 섭취 밸런스는 2:1이 이상적

포함된 식품

콩, 아몬드, 깨, 녹미채 등

인(P)

비타민B1, B2와 결합하여 보조효소가 되어, 당질의 대사를 촉진 인이 부족하면 신진대사가 나빠지고, 근육이 약해지고 피로감이 심해진다.

포함된 식품

오징어, 치즈, 연어, 정어리, 소고기 등

철(Fe)

적혈구 속 헤모글로빈의 구성성분으로 산소를 전신에 운반하기 위해 필요한 철. 무리한 다이어트를 하면 철 부족에 빠지는 경우가 많으므로 주의가 필요

포함된 식품

다시마, 미역, 시금치 등

아연(Zn)

단백질과 당질, 지질의 대사에 관여. 새로운 세포를 만드는 데 장애가 발생할 수 있으므로 부족해지지 않게 주의

포함된 식품

치즈, 요구르트, 우유 등

동(Cu)

빈혈예방에 불가결한 것은 동과 철. 철(Fe)이 있어도 동(Cu)이 없으면 빈혈을 예방할 수 없습니다. 동이 부족해지면 머리카락이 갈라지고 흰머리가 늘게 됩니다.

포함된 식품

콩, 아몬드, 깨, 녹미채 등

망간(Mn)

당질, 지질, 단백질의 대사를 보조하고 단백질의 합성과 에너지 생산에 필수. 식물성 식품에 많이 포함되어 있고 동물성 식품에는 함유량이 적습니다.

포함된 식품

밤, 병아리콩, 호밀, 생강, 연근, 부추 등

요오드(I)

갑상선호르몬을 만드는 재료가 되며 당질, 지질, 단백질의 대사를 촉진시켜 기초대사를 높여줍니다. 요오드가 부족해지면 비만해지기 쉬운 경향이 있습니다.

포함된 식품 | 콩, 아몬드, 깨, 녹미채 등

음식으로 섭취하면 좋은 **중요한 비타민**

음식으로 섭취하면 좋은 각종 비타민을 소개합니다.
비타민A·D·E·K는 지용성으로 기름과 궁합이 좋으며,
그 외에는 수용성입니다.

비타민A

지용성비타민의 하나로 피부나 머리카락, 뼈를 건강한 상태로 유지시켜 줍니다. 레티놀이라고 하며 그자체로 흡수되는 성분입니다.

포함된 식품

시금치, 당근, 늙은 호박 등

비타민D

뼈의 형성에 관여하는 지용성 비타민. 칼슘과 인을 섭취하여도 비타민D가 부족해지면 뼈가 건강하게 형성되지 않습니다. 비타민D는 햇빛을 쬐는 것으로 합성됩니다.

포함된 식품

연어, 청어, 아귀 등

비타민E

강한 항산화작용을 가진 지용성 비타민의 하나. 활성산소로부터 몸을 지키고 암과 심근경색, 뇌졸중 등의 생활습관병을 예방하는 작용이 있습니다.

포함된 식품

아몬드, 장어, 호박, 송어 등

비타민K

지혈작용과 뼈의 형성에 관여하여 뼈의 건강유지에 필수인 지용성 비타민. 녹황색 야채에 풍부하게 함유되어 있습니다. 장내 세포에 의해 합성됩니다.

포함된 식품

무순, 무청, 양배추, 상추, 낫또 등

비타민B1

밥과 빵, 설탕 등 당질의 대사에 불가결한 영양소, 다이어트 성공을 위해서 중시되는 비타민.

포함된 식품

돼지고기, 장어, 콩, 땅콩, 현미 등

비타민B2

지질의 대사를 촉진시켜 당질의 대사에도 관여하는 비타민. 비타민B2가 부족해지면 지질대사가 원활해지지 못해 지질이 에너지원으로 이용되지 못합니다.

포함된 식품

간, 장어, 우유, 아몬드, 낫또 등

비타민C

비타민C는 콜라겐의 생성에 관여하는 비타민. 비타민C는 조리에 의해 감소율이 높기 때문에 가능하면 조리하지 않고 먹는 것이 좋습니다.

포함된 식품

딸기, 귤, 초록색 채소 등

나이아신

지질, 당질, 단백질의 대사에 불가결한 비타민. 숙취의 원인이 되는 아세트알데하이드를 분해하는 힘을 갖고 있습니다. 술을 마실수록 부족해지게 됩니다.

포함된 식품

대구알, 참치, 고등어, 방어 등

비타민B6

단백질을 많이 먹는 사람은 많이 섭취하는 것이 좋습니다. 단백질과 지질의 대사를 돕는 비타민. 부족해지면 알레르기 증상과 구내염, 빈혈이 생김

포함된 식품

닭고기, 돼지고기, 연어, 계란, 시금치 등

비타민B12

엽산과 협력하여 적혈구의 헤모글로빈 합성을 보조하고 부족해지면 악성 빈혈을 일으킵니다. 동물성 식품에만 포함되어 있기 때문에 채식주의자는 주의가 필요합니다.

포함된 식품

홍합, 굴, 꽁치, 바지락, 소고기 등

엽산

새로운 혈액을 만들기 위해 필요한 영양소. 엽산만으로는 활동하지 않기 때문에 비타민B12와 함께 밸런스 좋게 섭취하는 것이 중요합니다. 부족해지면 악성 빈혈이 생깁니다.

포함된 식품

브로콜리, 간, 콩, 옥수수 등

판토텐산

지질, 당질, 단백질을 에너지로 바꾸는 비타민. 알콜, 커피, 항생제를 많이 먹는 사람은 판토텐산이 감소되기 쉽습니다.

포함된 식품

가자미, 닭가슴살, 아보카도 등

■ MCT 오일이란?

요즘 방탄커피의 유명세로 MCT 오일에 대한 관심이 더욱 높아지고 있습니다. MCT(Medium Chain Triglyceride : 중쇄지방산) 오일은 코코넛 등의 종자에서 만들어지는데, 구성하는 사슬 구조가 짧아서 체내에 들어오면 흡수되기 쉬운 중쇄지방산 오일입니다.

MCT 오일을 섭취할 때에는 당질조절을 병행할 필요가 있습니다. 당질제한 여부에 따라 체내에서 작동하는 에너지 회로가 달라지기 때문입니다. 당질을 섭취하면 '해당계(解糖系)'라는 당질회로가 먼저 작동합니다. 그러나 당질을 제한하면 당질회로 대신 간에서 지방으로부터 케톤체가 만들어지는 케톤체 회로가 작동합니다. 이 두 회로는 시소와 같이 서로 길항하여 당질을 많이 섭취한 상태에서는 케톤체 회로는 작동하지 않습니다.

포도당이 세포에 흡수될 때 인슐린 호르몬의 도움이 필요합니다. 그러나 이러한 시스템이 무너지면 쉽게 비만이 되거나 당뇨병의 원인이 되기도 합니다. 전세계적으로 비만이 문제가 되고 있는데, 이것은 당질의 과잉 섭취로 인해 인슐린이 제대로 작동하지 않거나(인슐린 저항성) 인슐린 분비량이 감소하기 때문입니다. 또한 당질의 과잉섭취로 인해 에너지원으로 사용되지 않고 남은 포도당은 인슐린에 의해 중성지방으로 변화되어 지방 세포에 축적됩니다. 이것이 인류가 살이 찌는 원인입니다.

한편 케톤체는 포도당과는 달리 인슐린 호르몬의 도움을 받지 않아도 세포에 흡수되어 효율성이 높은 에너지원으로 사용될 수 있습니다. 케톤체의 에너지 효율은 포도당에 비해 약 1.25배 높습니다. 다시 말해 같은 양을 섭취해도 케톤체가 더 많은 에너지를 만들 수 있는 것입니다.

중쇄지방산은 장쇄지방산에 비하여 4배 정도 빠르게 소화, 흡수되어 신속하게 에너지로 전환됩니다. 이러한 MCT 오일의 특징을 활용하여 당질조절식사와 MCT오일을 함께 섭취하면 케톤체 회로를 활성화시켜 중성지방을 태우는 몸으로 전환시켜줍니다. 즉 케톤체 회로를 작동시키는 시작

버튼이 MCT 오일인 것입니다.

색깔, 맛, 향이 없어서 어떤 음식이든 곁들여서 먹기 편하여 방탄커피를 만들 때 넣거나 요리 위에 뿌리거나 일상에서 마시는 음료에 섞어 드셔도 거부감이 없습니다. 보통 저희 한의원에서는 한 번 먹을 때 15ml 정도 드시는 것을 권장하고 있습니다.

당질조절 다이어트에 실패하는 주된 이유

1. 인슐린 저항성(insulin resistance)

인슐린 저항성은 혈당치를 내리는 인슐린의 기능이 원활하게 작동하지 않는 상태로 이로 인해 고혈당, 고인슐린혈증 상태가 지속되어 지방축적이 늘어납니다. 당질의 과잉 섭취는 항상 인슐린 과잉 분비를 동반하기 때문에 인슐린 저항성을 일으키기 쉬워집니다.

2. 새는 장 증후군(Leaky gut syndrome)

'새는 장 증후군' 또는 '장누수 증후군'으로 불리는 이 증후군은 장 점막에 손상이 발생하면서 나타나는 여러 증상의 총칭으로 정식 질환은 아니지만 특수한 병태생리로 인해 각종 자가면역질환, 정신질환 등과 연관이 있는 것으로 알려져 있습니다. 장 점막에 있는 면역세포가 손상으

로 발생한 염증을 제거하기 위해 면역반응을 일으키고 이
과정에서 생긴 염증과 내독소가 장→간→폐→뇌 등을 돌
아다니면서 다양한 질병을 일으킵니다. 특히 간에서 염증
반응이 생기면 혈당 조절이 안 되거나 혈당치가 상승하기
때문에 인슐린의 대량 분비를 초래합니다.

3. 렙틴 저항성(Leptin Resistance)

 지방세포에서 만들어지는 렙틴 호르몬은 우리 몸에 지방
이 충분히 축적되어 있을 때 뇌의 시상하부로 더 이상 먹
을 필요가 없다는 신호를 보내 식욕을 억제하는 작용을
합니다. 하지만 렙틴 저항성이 생겨 렙틴 호르몬이 원활
하게 작용하지 않으면 지방연소가 저하되고 과식을 초래
하여 비만을 유발합니다.

4. 영양부족

우리 인체는 호흡 유지 및 항상성 보존 등을 위해 꼭 섭취해야 하는 영양소들이 있습니다. 특히 다이어트로 인해 부족해지기 쉬운 비타민, 무기질, 철분 등의 부족은 다이어트 실패의 원인이 됩니다. 따라서 다이어트를 할 경우 부족해지기 쉬운 영양소를 별도의 보조제 등으로 챙겨 먹는 것을 권장하고 있습니다.

5. 신진대사 저하

칼로리 제한 또는 잦은 금식 등은 우리 몸이 방어 차원으로 기초대사를 「에너지 절약모드」로 설정하여 살이 빠지기 힘든 체질로 만듭니다. 이 경우 당질조절식 및 DB처방 이외에 보약성분의 한약을 추가로 처방하여 몸의 신진대사를 높이면서 당질제한식을 진행하는 것이 중요합니다.

■ 필요한 영양소 섭취량(하루 기준)

당질량	한끼: 20g 이내
	하루: 60g 이내
하루에 필요한 단백질량	체중 1kg당 1.2~1.6g
건강을 유지하기 위한 야채, 버섯, 해조류 섭취량	1일 300g 이상 (1일 식이섬유 20g 이상 섭취)
오메가3지방산	1일 큰술 한 숟갈 정도 (필요량 2g 이상)
물	1일 1~1.5L 이상

■ 체중별 섭취해야 하는 단백질량(하루 기준)

체중	단백질량	체중	단백질량
40kg	50-64g	60kg	74~96g
45kg	54-72g	70kg	86~112g
50kg	60-80g	80kg	96~128g
55kg	68~88g	90kg	108~144g

■ 본 책의 활용 방법

이 책은 우리가 자주 접하는 음식 재료 및 요리의 당질량,
칼로리 등을 쉽게 알 수 있도록 만들었습니다.

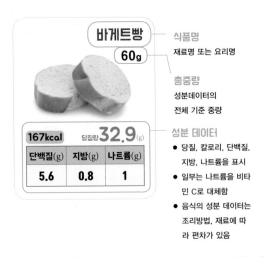

식품명
재료명 또는 요리명

총중량
성분데이터의
전체 기준 중량

성분 데이터
● 당질, 칼로리, 단백질,
　지방, 나트륨을 표시
● 일부는 나트륨을 비타
　민 C로 대체함
● 음식의 성분 데이터는
　조리방법, 재료에 따
　라 편차가 있음

* 성분 데이터는 『식품의약품안전처 2013년 외식 영양
　성분 자료집』 제2권, 『2014년 명절·제사음식 영양성

분 자료집』, 『2015년 외식 영양성분 자료집』 제3권, 『2016년 외식 영양성분 자료집』 제4권, 『2017년 외식 영양성분자료집』 제5권, 『日本食品標準成分表』(2015年版: 七訂)을 준거하였습니다.

* 당질량은 준거 자료의 데이터에서 '탄수화물−식이섬유 =당질'로 계산하여 기재하였기에 해당 음식의 정확한 당질량을 반영하는 데는 미흡함이 있으니 대략적인 음식의 당질량을 파악하는 참고로만 활용 부탁드립니다.

* 성분데이터는 요리의 재료, 조리방식에 따라 크게 달라질 수 있습니다.

* 사진 속에 식품의 모습이 표기된 중량과 동일하지는 않습니다.

PART

1

[곡물류]

[콩 | 견과류]

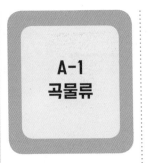

A-1
곡물류

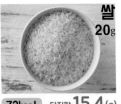

쌀
20g

| 72kcal | 당질량 **15.4**(g) | |
단백질(g)	지방(g)	나트륨(g)
1.2	**0.2**	**0**

조
20g

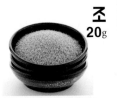

| 73kcal | 당질량 **13.3**(g) | |
단백질(g)	지방(g)	나트륨(g)
2.2	**0.9**	**0**

귀리(오트밀)
10g

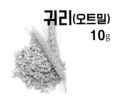

| 38kcal | 당질량 **6**(g) | |
단백질(g)	지방(g)	나트륨(g)
1.4	**0.6**	**0**

보리
30g

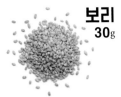

| 102kcal | 당질량 **18.5**(g) | |
단백질(g)	지방(g)	나트륨(g)
3.3	**0.6**	**0**

잡곡(오곡)
30g

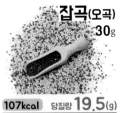

| 107kcal | 당질량 **19.5**(g) | |
단백질(g)	지방(g)	나트륨(g)
3.8	**0.8**	**0**

빵가루
10g

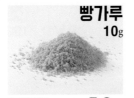

37kcal	당질량 **5.9**(g)	
단백질(g)	**지방(g)**	**나트륨(g)**
1.5	0.7	0.1

밀가루(박력분)
15g

55kcal	당질량 **11**(g)	
단백질(g)	**지방(g)**	**나트륨(g)**
1.2	0.2	0

밀가루(강력분)
15g

55kcal	당질량 **10.4**(g)	
단백질(g)	**지방(g)**	**나트륨(g)**
1.8	0.2	0

A-2
콩 | 견과류

잣
10g

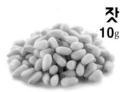

67kcal	당질량 0.7(g)	
단백질(g)	지방(g)	나트륨(g)
1.6	6.8	0

호박씨
3g

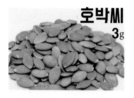

11kcal	당질량 0.1(g)	
단백질(g)	지방(g)	나트륨(g)
0.5	1	0

호두
10g

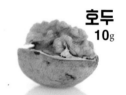

67kcal	당질량 0.4(g)	
단백질(g)	지방(g)	나트륨(g)
1.5	6.9	0

아몬드
10g

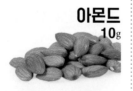

59kcal	당질량 1.1(g)	
단백질(g)	지방(g)	나트륨(g)
2	5.2	0

땅콩
10g

59kcal	당질량 1.1(g)	
단백질(g)	지방(g)	나트륨(g)
2.6	5.1	0

마카다미아
20g

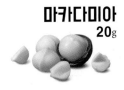

144kcal	당질량 1.2(g)	
단백질(g)	지방(g)	나트륨(g)
1.7	15.3	0.1

밤
25g

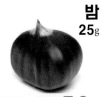

42kcal	당질량 7.6(g)	
단백질(g)	지방(g)	나트륨(g)
0.9	0.1	0

은행
10g

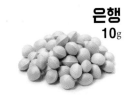

17kcal	당질량 3.4(g)	
단백질(g)	지방(g)	나트륨(g)
0.5	0.2	0

깨
10g

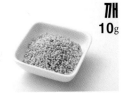

60kcal	당질량 0.6(g)	
단백질(g)	지방(g)	나트륨(g)
2	5.4	0

대두콩
40g

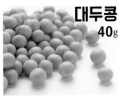

70kcal	당질량 0.7(g)	
단백질(g)	지방(g)	나트륨(g)
5.9	3.9	0

병아리콩
10g

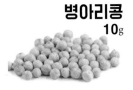

17kcal	당질량 1.6(g)	
단백질(g)	지방(g)	나트륨(g)
1	0.3	0

완두콩
15g

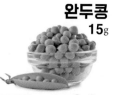

22kcal   당질량 **2.6**(g)

단백질(g)	지방(g)	나트륨(g)
1.4	0.2	0

팥
20g

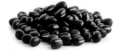

29kcal   당질량 **2.5**(g)

단백질(g)	지방(g)	나트륨(g)
1.8	0.2	0

강낭콩
20g

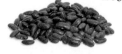

29kcal   당질량 **2.3**(g)

단백질(g)	지방(g)	나트륨(g)
1.7	0.2	0

두부
400g

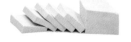

288kcal   당질량 **4.8**(g)

단백질(g)	지방(g)	나트륨(g)
26.4	16.8	0.4

두유
150g

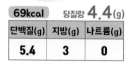

69kcal   당질량 **4.4**(g)

단백질(g)	지방(g)	나트륨(g)
5.4	3	0

B

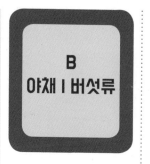

**B
야채 I 버섯류**

가지
130g

26kcal	당질량 3.4(g)	
단백질(g)	지방(g)	비타민C(mg)
1.3	0.1	5

감자
110g

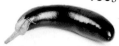

85kcal	당질량 16.1(g)	
단백질(g)	지방(g)	비타민C(mg)
0.8	0.1	18

고구마
70g

85kcal	당질량 18.9(g)	
단백질(g)	지방(g)	비타민C(mg)
0.8	0.1	18

고사리
95g

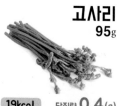

19kcal	당질량 0.4(g)	
단백질(g)	지방(g)	비타민C(mg)
2.1	0.1	10

고추냉이
80g

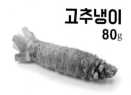

49kcal	당질량 7.8(g)	
단백질(g)	지방(g)	비타민C(mg)
3.1	0.1	42

근대(스위스차드)
10g

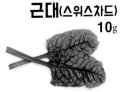

2kcal		당질량 0 (g)
단백질(g)	지방(g)	비타민C(mg)
0.2	0	2

단호박
60g

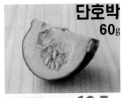

55kcal		당질량 10.3 (g)
단백질(g)	지방(g)	비타민C(mg)
1.1	0.2	26

당근
30g

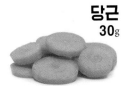

11kcal		당질량 1.9 (g)
단백질(g)	지방(g)	비타민C(mg)
0.2	0	2

대파
40g

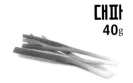

14kcal		당질량 2.3 (g)
단백질(g)	지방(g)	비타민C(mg)
0.6	0	6

돼지감자
10g

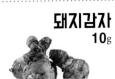

3kcal		당질량 1 (g)
단백질(g)	지방(g)	비타민C(mg)
0.2	0	1

두릅
10g

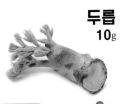

2kcal		당질량 0 (g)
단백질(g)	지방(g)	비타민C(mg)
0.3	0	0

루콜라
10g

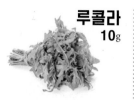

2kcal		당질량 0(g)
단백질(g)	지방(g)	비타민C(mg)
0.2	0	6

마늘
10g

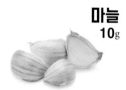

14kcal		당질량 2.1(g)
단백질(g)	지방(g)	비타민C(mg)
0.6	0.1	1

마늘종
55g

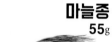
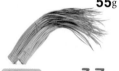

25kcal		당질량 3.7(g)
단백질(g)	지방(g)	비타민C(mg)
1	0.2	25

무순
10g

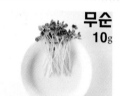

2kcal		당질량 0.1(g)
단백질(g)	지방(g)	비타민C(mg)
0.2	0.1	5

무
120g

19kcal		당질량 2.9(g)
단백질(g)	지방(g)	비타민C(mg)
0.5	0.1	13

물냉이 (크레송)
5g

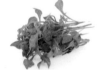

1kcal		당질량 0(g)
단백질(g)	지방(g)	비타민C(mg)
0.1	0	8

바질
10g

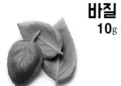

2kcal		당질량 **0**(g)
단백질(g)	지방(g)	비타민C(mg)
0.2	0	1

방울토마토
25g

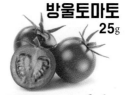

7kcal		당질량 **1.4**(g)
단백질(g)	지방(g)	비타민C(mg)
0.3	0	8

토마토
220g

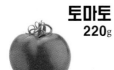

41kcal		당질량 **7.9**(g)
단백질(g)	지방(g)	비타민C(mg)
1.5	0.2	32

배추
50g

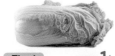

7kcal		당질량 **1**(g)
단백질(g)	지방(g)	비타민C(mg)
0.4	0.1	10

부추
30g

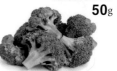

6kcal		당질량 **0.4**(g)
단백질(g)	지방(g)	비타민C(mg)
0.5	0.1	6

브로콜리
50g

17kcal		당질량 **0.4**(g)
단백질(g)	지방(g)	비타민C(mg)
2.2	0.3	60

B

비트
60g

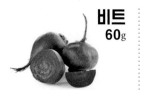

25kcal	당질량 4(g)	
단백질(g)	지방(g)	비타민C(mg)
1	0.1	3

상추
5g

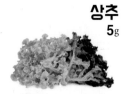

1kcal	당질량 0(g)	
단백질(g)	지방(g)	비타민C(mg)
0.1	0	1

생강
3g

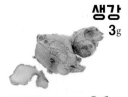

1kcal	당질량 0.1(g)	
단백질(g)	지방(g)	비타민C(mg)
0	0	0

샐러리
120g

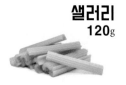

12kcal	당질량 1.6(g)	
단백질(g)	지방(g)	비타민C(mg)
0.3	0.1	5

순무(뿌리)
85g

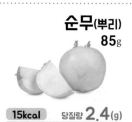

15kcal	당질량 2.4(g)	
단백질(g)	지방(g)	비타민C(mg)
0.5	0.1	15

시금치
50g

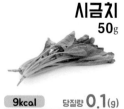

9kcal	당질량 0.1(g)	
단백질(g)	지방(g)	비타민C(mg)
1	0.2	16

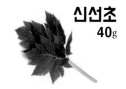

신선초
40g

13kcal	당질량 0.4(g)	
단백질(g)	지방(g)	비타민C(mg)
1.3	0	16

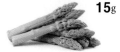

아스파라거스
15g

3kcal	당질량 0.3(g)	
단백질(g)	지방(g)	비타민C(mg)
0.3	0	2

아티초크
265g

32kcal	당질량 1.7(g)	
단백질(g)	지방(g)	비타민C(mg)
1.5	0.1	10

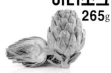

애호박
35g

5kcal	당질량 0.5(g)	
단백질(g)	지방(g)	비타민C(mg)
0.5	0	7

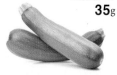

양배추
30g

7kcal	당질량 1(g)	
단백질(g)	지방(g)	비타민C(mg)
0.4	0.1	12

양상추
30g

4kcal	당질량 0.5(g)	
단백질(g)	지방(g)	비타민C(mg)
0.2	0	2

야채|버섯류

양파
200g

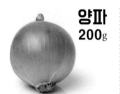

70kcal	당질량 13.5(g)	
단백질(g)	지방(g)	비타민C(mg)
1.9	0.2	15

여주
20g

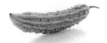

3kcal	당질량 0.3(g)	
단백질(g)	지방(g)	비타민C(mg)
0.2	0	15

연근
25g

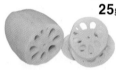

17kcal	당질량 3.4(g)	
단백질(g)	지방(g)	비타민C(mg)
0.5	0	12

오이
120g

16kcal	당질량 2.2(g)	
단백질(g)	지방(g)	비타민C(mg)
1.2	0.1	16

오이피클
5g

3kcal	당질량 0.8(g)	
단백질(g)	지방(g)	비타민C(mg)
0	0	0

옥수수
240g

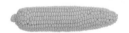

110kcal	당질량 16.6(g)	
단백질(g)	지방(g)	비타민C(mg)
4.3	2	10

옥수수(통조림)
25g

21kcal	당질량 3.6(g)	
단백질(g)	지방(g)	비타민C(mg)
0.6	0.1	1

우엉
10g

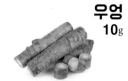

7kcal	당질량 1(g)	
단백질(g)	지방(g)	비타민C(mg)
0.2	0	0

적양배추
265g

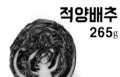

72kcal	당질량 9.3(g)	
단백질(g)	지방(g)	비타민C(mg)
4.8	0.2	162

적양파
180g

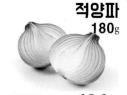

63kcal	당질량 12.1(g)	
단백질(g)	지방(g)	비타민C(mg)
1.5	0.2	12

죽순
275g

36kcal	당질량 2.1(g)	
단백질(g)	지방(g)	비타민C(mg)
5	0.3	14

참마
180g

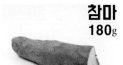

105kcal	당질량 20.9(g)	
단백질(g)	지방(g)	비타민C(mg)
3.6	0.5	10

청경채
160g

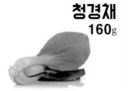

12kcal		당질량 1.1(g)
단백질(g)	지방(g)	비타민C(mg)
0.8	0.1	33

치커리
130g

18kcal		당질량 3.1(g)
단백질(g)	지방(g)	비타민C(mg)
1.1	미량	2

케일
10g

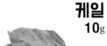
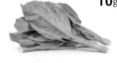

3kcal		당질량 0.2(g)
단백질(g)	지방(g)	비타민C(mg)
0.2	0	8

콜리플라워
70g

19kcal		당질량 1.6(g)
단백질(g)	지방(g)	비타민C(mg)
2.1	0.1	57

콩나물
50g

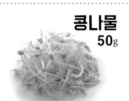

18kcal		당질량 0(g)
단백질(g)	지방(g)	비타민C(mg)
1.8	0.7	2

토란
75g

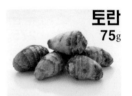

37kcal		당질량 6.9(g)
단백질(g)	지방(g)	비타민C(mg)
1	0.1	4

파슬리
2g

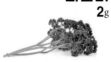

1kcal	당질량 0(g)	
단백질(g)	지방(g)	비타민C(mg)
0.1	0	2

풋고추
40g

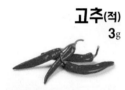

35kcal	당질량 2.2(g)	
단백질(g)	지방(g)	비타민C(mg)
1.4	1.2	44

고추(적)
3g

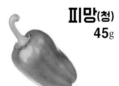

10kcal	당질량 0.4(g)	
단백질(g)	지방(g)	비타민C(mg)
0.4	0.4	0

피망(적)
145g

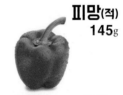

39kcal	당질량 7.3(g)	
단백질(g)	지방(g)	비타민C(mg)
1.3	0.3	222

피망(청)
45g

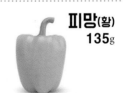

8kcal	당질량 1.1(g)	
단백질(g)	지방(g)	비타민C(mg)
0.3	0.1	29

피망(황)
135g

33kcal	당질량 6.4(g)	
단백질(g)	지방(g)	비타민C(mg)
1	0.2	182

새송이버섯
30g

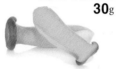

5kcal	당질량 0.7(g)	
단백질(g)	지방(g)	비타민C(mg)
0.8	0.1	0

느타리버섯
90g

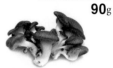

17kcal	당질량 3(g)	
단백질(g)	지방(g)	비타민C(mg)
2.7	0.2	0

팽이버섯
100g

19kcal	당질량 3.1(g)	
단백질(g)	지방(g)	비타민C(mg)
2.3	0.2	0

표고버섯
15g

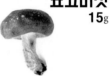

2kcal	당질량 0.2(g)	
단백질(g)	지방(g)	비타민C(mg)
0.4	0	0

송이버섯
40g

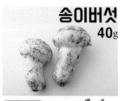

9kcal	당질량 1.4(g)	
단백질(g)	지방(g)	비타민C(mg)
0.8	0.2	0

양송이버섯
10g

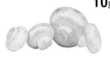

1kcal	당질량 0(g)	
단백질(g)	지방(g)	비타민C(mg)
0.3	0	0

C
과일류

감
260g

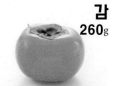

142kcal	당질량 33.8(g)	
단백질(g)	지방(g)	비타민(mg)
0.9	0.5	166

곶감
30g

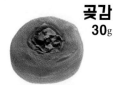

76kcal	당질량 15.8(g)	
단백질(g)	지방(g)	비타민(mg)
0.4	0.5	1

귤
100g

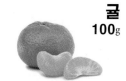

37kcal	당질량 8.8(g)	
단백질(g)	지방(g)	비타민(mg)
0.6	0.1	26

네이블오렌지
280g

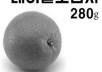

84kcal	당질량 19.7(g)	
단백질(g)	지방(g)	비타민(mg)
1.6	0.2	109

발렌시아오렌지
300g

70kcal	당질량 16.2(g)	
단백질(g)	지방(g)	비타민(mg)
1.8	0.2	72

C

금귤
20g

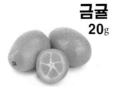

13kcal	당질량 2.4(g)	
단백질(g)	**지방(g)**	**비타민(mg)**
0.1	0.1	9

자몽
205g

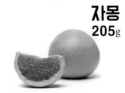

55kcal	당질량 12.9(g)	
단백질(g)	**지방(g)**	**비타민(mg)**
1.3	0.1	52

레몬
65g

34kcal	당질량 4.8(g)	
단백질(g)	**지방(g)**	**비타민(mg)**
0.6	0.4	63

키위
45g

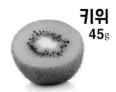

20kcal	당질량 4.2(g)	
단백질(g)	**지방(g)**	**비타민(mg)**
0.4	0	26

골드키위
45g

21kcal	당질량 4.9(g)	
단백질(g)	**지방(g)**	**비타민(mg)**
0.4	0.1	50

체리
50g

28kcal	당질량 6.4(g)	
단백질(g)	**지방(g)**	**비타민(mg)**
0.4	0	4

다크체리 50g

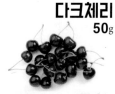

30kcal	당질량 7.1(g)	
단백질(g)	지방(g)	비타민(mg)
0.5	0	4

수박 150g

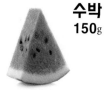

33kcal	당질량 8.3(g)	
단백질(g)	지방(g)	비타민(mg)
0.5	0.1	9

배 40g

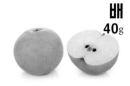

17kcal	당질량 4.2(g)	
단백질(g)	지방(g)	비타민(mg)
0.1	0	1

서양배 250g

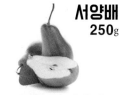

115kcal	당질량 26.6(g)	
단백질(g)	지방(g)	비타민(mg)
0.6	0.2	6

파인애플 30g

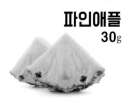

15kcal	당질량 3.6(g)	
단백질(g)	지방(g)	비타민(mg)
0.2	0	8

바나나 220g

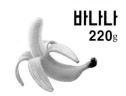

114kcal	당질량 28.2(g)	
단백질(g)	지방(g)	비타민(mg)
1.5	0.3	21

포도
140g

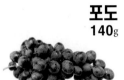

70kcal	당질량 18.1(g)

단백질(g)	지방(g)	비타민(mg)
0.5	0.1	2

건포도
10g

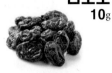

30kcal	당질량 7.7(g)

단백질(g)	지방(g)	비타민(mg)
0.3	0	미량

블루베리
45g

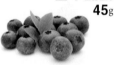

22kcal	당질량 4.3(g)

단백질(g)	지방(g)	비타민(mg)
0.2	0	4

망고
105g

44kcal	당질량 10.7(g)

단백질(g)	지방(g)	비타민(mg)
0.4	0.1	14

멜론
150g

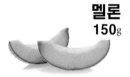

32kcal	당질량 7.4(g)

단백질(g)	지방(g)	비타민(mg)
0.8	0.1	14

복숭아
280g

95kcal	당질량 21.2(g)

단백질(g)	지방(g)	비타민(mg)
1.4	0.2	19

리치
20g

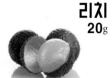

9kcal	당질량 2.2(g)	
단백질(g)	지방(g)	비타민(mg)
0.1	0	5

사과
30g

17kcal	당질량 4.2(g)	
단백질(g)	지방(g)	비타민(mg)
0	0.1	1

아보카도
235g

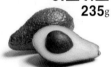

308kcal	당질량 1.5(g)	
단백질(g)	지방(g)	비타민(mg)
4.1	30.8	25

딸기
50g

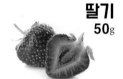

17kcal	당질량 3.5(g)	
단백질(g)	지방(g)	비타민(mg)
0.4	0	30

무화과
100g

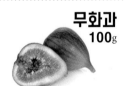

46kcal	당질량 10.5(g)	
단백질(g)	지방(g)	비타민(mg)
0.5	0.1	2

올리브(소금절임)
10g

17kcal	당질량 3.4(g)	
단백질(g)	지방(g)	비타민(mg)
0.5	0.2	1

C

블루베리잼
21g

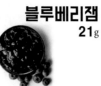

38kcal	당질량 8.3(g)	
단백질(g)	지방(g)	비타민(mg)
0.1	0.1	0

사과잼
21g

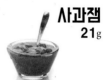

45kcal	당질량 10.9(g)	
단백질(g)	지방(g)	비타민(mg)
0	0	0

딸기잼
21g

54kcal	당질량 13(g)	
단백질(g)	지방(g)	비타민(mg)
0.1	0	0

마멀레이드
21g

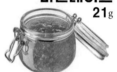

54kcal	당질량 13.2(g)	
단백질(g)	지방(g)	비타민(mg)
0	0	0

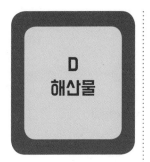

D
해산물

꽁치
130g

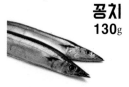

251kcal		당질량 0.1(g)
단백질(g)	지방(g)	나트륨(g)
14.9	19.9	0.3

가다랑어
360g

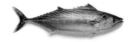

594kcal		당질량 0.7(g)
단백질(g)	지방(g)	나트륨(g)
90	22.3	0.4

가리비
220g

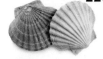

79kcal		당질량 1.7(g)
단백질(g)	지방(g)	나트륨(g)
14.9	1	0.9

갈치
80g

138kcal		당질량 0(g)
단백질(g)	지방(g)	나트륨(g)
8.6	10.9	0.1

게르치
165g

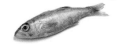

156kcal		당질량 0(g)
단백질(g)	지방(g)	나트륨(g)
13.8	10.4	0.2

게맛살
10g

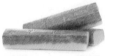

9kcal	당질량 0.9(g)	
단백질(g)	지방(g)	나트륨(g)
1.2	0.1	0.2

고등어
100g

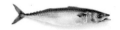

247kcal	당질량 0.3(g)	
단백질(g)	지방(g)	나트륨(g)
20.6	16.8	0.3

광어
150g

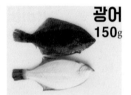

113kcal	당질량 0(g)	
단백질(g)	지방(g)	나트륨(g)
19.4	3.3	0.1

굴
20g

12kcal	당질량 0.9(g)	
단백질(g)	지방(g)	나트륨(g)
1.3	0.3	0.3

농어
700g

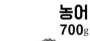
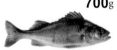

397kcal	당질량 0(g)	
단백질(g)	지방(g)	나트륨(g)
62.4	13.2	0.6

대구
90g

69kcal	당질량 0.1(g)	
단백질(g)	지방(g)	나트륨(g)
15.8	0.2	0.3

대합
100g

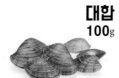

16kcal	당질량 0.7(g)	
단백질(g)	지방(g)	나트륨(g)
2.4	0.2	0.8

도미
75g

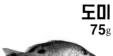
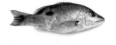

133kcal	당질량 0.1(g)	
단백질(g)	지방(g)	나트륨(g)
15.7	7.1	0.1

마른오징어
45g

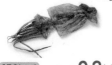

150kcal	당질량 0.2(g)	
단백질(g)	지방(g)	나트륨(g)
31.1	1.9	1

오징어
190g

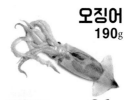

110kcal	당질량 0.1(g)	
단백질(g)	지방(g)	나트륨(g)
23.8	1.1	0.7

명란젓
45g

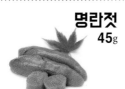

63kcal	당질량 0.2(g)	
단백질(g)	지방(g)	나트륨(g)
10.8	2.1	2.1

문어
50g

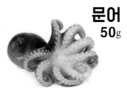

50kcal	당질량 0.1(g)	
단백질(g)	지방(g)	나트륨(g)
10.9	0.4	0.3

바지락
90g

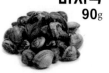

11kcal	당질량 0.1(g)	
단백질(g)	지방(g)	나트륨(g)
2.2	0.1	0.8

방어
75g

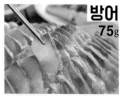

193kcal	당질량 0.2(g)	
단백질(g)	지방(g)	나트륨(g)
16.1	13.2	0.1

보리새우
25g

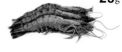

11kcal	당질량 0(g)	
단백질(g)	지방(g)	나트륨(g)
2.4	0.1	0

블랙타이거새우
60g

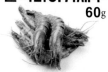

42kcal	당질량 0.2(g)	
단백질(g)	지방(g)	나트륨(g)
9.4	0.2	0.2

삼치
90g

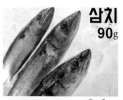

159kcal	당질량 0.1(g)	
단백질(g)	지방(g)	나트륨(g)
18.1	8.7	0.2

성게알
30g

36kcal	당질량 1(g)	
단백질(g)	지방(g)	나트륨(g)
4.8	1.4	0.2

소라
45g

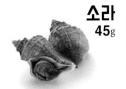

40kcal		당질량 0.4(g)
단백질(g)	지방(g)	나트륨(g)
8.7	0.2	0.3

시샤모
15g

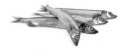

22kcal		당질량 0(g)
단백질(g)	지방(g)	나트륨(g)
2.8	1.1	0.2

연어
65g

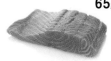

90kcal		당질량 0.1(g)
단백질(g)	지방(g)	나트륨(g)
14.6	2.9	0.1

연어알
10g

27kcal		당질량 0(g)
단백질(g)	지방(g)	나트륨(g)
3.3	1.6	0.2

은어
90g

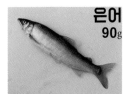

68kcal		당질량 0.3(g)
단백질(g)	지방(g)	나트륨(g)
8	3.6	0

장어소금구이
160g

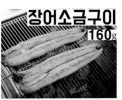

530kcal		당질량 0.2(g)
단백질(g)	지방(g)	나트륨(g)
33.1	41.3	0.5

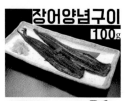

장어양념구이
100g

293kcal	당질량 3.1(g)	
단백질(g)	지방(g)	나트륨(g)
23	21	1.3

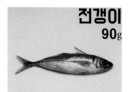

전갱이
90g

51kcal	당질량 0(g)	
단백질(g)	지방(g)	나트륨(g)
8	1.8	0.1

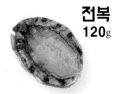

전복
120g

39kcal	당질량 2.2(g)	
단백질(g)	지방(g)	나트륨(g)
6.9	0.2	0.4

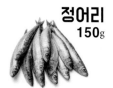

정어리
150g

101kcal	당질량 0.1(g)	
단백질(g)	지방(g)	나트륨(g)
11.5	5.5	0.1

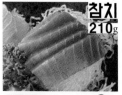

참치
210g

223kcal	당질량 0(g)	
단백질(g)	지방(g)	나트륨(g)
51	0.8	0.2

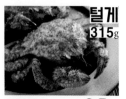

털게
315g

105kcal	당질량 0.3(g)	
단백질(g)	지방(g)	나트륨(g)
23.2	0.6	0.8

피조개

25g

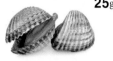

19kcal	당질량 0.9(g)	
단백질(g)	지방(g)	나트륨(g)
3.4	0.1	0.2

미역
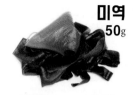
50g

5kcal	당질량 0.7(g)	
단백질(g)	지방(g)	나트륨(g)
0.6	0.1	0.5

파래
2g

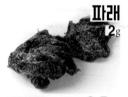

3kcal	당질량 0.3(g)	
단백질(g)	지방(g)	나트륨(g)
0.4	0	0.2

조미김
0.4g

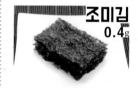

1kcal	당질량 0.1(g)	
단백질(g)	지방(g)	나트륨(g)
0.2	0	0

구운김

3g

6kcal	당질량 0.2(g)	
단백질(g)	지방(g)	나트륨(g)
1.2	0.1	0

다시마
10g

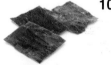

15kcal	당질량 3.4(g)	
단백질(g)	지방(g)	나트륨(g)
0.8	0.1	0.7

말린미역
5g

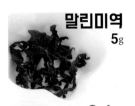

6kcal	당질량 0.4(g)

단백질(g)	지방(g)	나트륨(g)
0.7	0.1	0.8

어묵(일본식)
70g

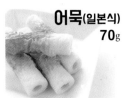

85kcal	당질량 9.5(g)

단백질(g)	지방(g)	나트륨(g)
8.5	1.4	1.5

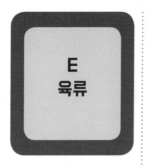

삼겹살
100g

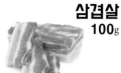

395kcal	당질량 **0.1**(g)	
단백질(g)	**지방(g)**	**나트륨(g)**
14.4	35.4	0.1

E
육류

베이컨
40g

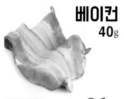

162kcal	당질량 **0.1**(g)	
단백질(g)	**지방(g)**	**나트륨(g)**
5.2	15.6	0.8

닭다리
40g

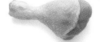

82kcal	당질량 **0**(g)	
단백질(g)	**지방(g)**	**나트륨(g)**
6.6	5.7	0.1

닭날개
50g

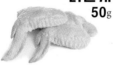

68kcal	당질량 **0**(g)	
단백질(g)	**지방(g)**	**나트륨(g)**
5.8	4.6	0.1

닭가슴살
40g

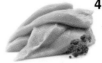

58kcal	당질량 **0**(g)	
단백질(g)	**지방(g)**	**나트륨(g)**
8.5	2.4	0

오리고기
55g

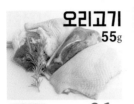

183kcal	당질량 0.1(g)	
단백질(g)	지방(g)	나트륨(g)
7.8	16	0.1

양고기
70g

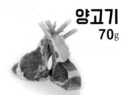

139kcal	당질량 0.2(g)	
단백질(g)	지방(g)	나트륨(g)
14	8.4	0.1

소고기(등심)
105g

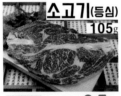

205kcal	당질량 0.5(g)	
단백질(g)	지방(g)	나트륨(g)
21.8	11.8	0.1

우삼겹
95g

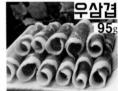

405kcal	당질량 0.3(g)	
단백질(g)	지방(g)	나트륨(g)
12.2	37.4	0.1

간(소)
30g

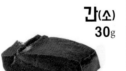

40kcal	당질량 1.1(g)	
단백질(g)	지방(g)	나트륨(g)
5.9	1.1	0

곱창(소)
100g

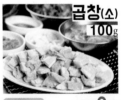

287kcal	당질량 0(g)	
단백질(g)	지방(g)	나트륨(g)
9.9	26.1	0.2

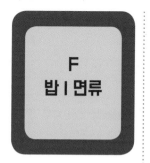

F
밥 | 면류

흰쌀밥 150g

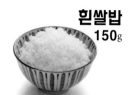

252kcal	당질량 55.2(g)	
단백질(g)	지방(g)	나트륨(g)
3.8	0.5	0

현미밥 150g

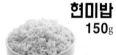

248kcal	당질량 51.3(g)	
단백질(g)	지방(g)	나트륨(g)
4.2	1.5	0

잡곡밥 150g

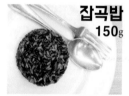

247kcal	당질량 53.5(g)	
단백질(g)	지방(g)	나트륨(g)
3.9	0.5	0

우동면 300g

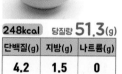

315kcal	당질량 62.3(g)	
단백질(g)	지방(g)	나트륨(g)
7.8	1.2	0

소면 270g

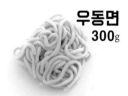

342kcal	당질량 67.2(g)	
단백질(g)	지방(g)	나트륨(g)
9.4	1.1	0.5

당면
30g

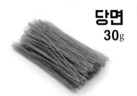

104kcal	당질량 25.5(g)	
단백질(g)	지방(g)	나트륨(g)
0	0.1	0

쌀국수면
70g

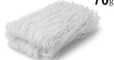

185kcal	당질량 40.3(g)	
단백질(g)	지방(g)	나트륨(g)
2.4	0.5	0.1

스파게티면
100g

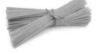

378kcal	당질량 71.1(g)	
단백질(g)	지방(g)	나트륨(g)
12.1	1.9	0

메밀면
245g

323kcal	당질량 58.8(g)	
단백질(g)	지방(g)	나트륨(g)
11.6	2.4	0

중화면
190g

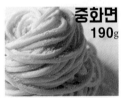

283kcal	당질량 52(g)	
단백질(g)	지방(g)	나트륨(g)
9.3	1.1	0.3

라면
90g

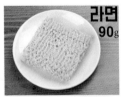

412kcal	당질량 53.1(g)	
단백질(g)	지방(g)	나트륨(g)
9.1	17.2	5

PART
3

[빵류]

[디저트 l 간식류]

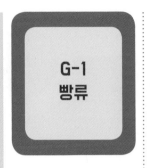

G-1
빵류

식빵
60g(1장)

| 158kcal | 당질량 26.6(g) | |
단백질(g)	지방(g)	나트륨(g)
5.6	2.6	0.8

쿠페빵
90g

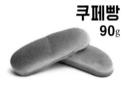

| 239kcal | 당질량 42.4(g) | |
단백질(g)	지방(g)	나트륨(g)
7.7	3.4	1.2

바게트빵
60g

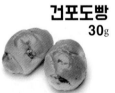

| 167kcal | 당질량 32.9(g) | |
단백질(g)	지방(g)	나트륨(g)
5.6	0.8	1

건포도빵
30g

| 81kcal | 당질량 14.7(g) | |
단백질(g)	지방(g)	나트륨(g)
2.5	1.1	0.3

크루아상
45g

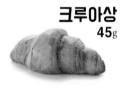

| 202kcal | 당질량 18.9(g) | |
단백질(g)	지방(g)	나트륨(g)
3.6	12.1	0.5

잉글리시 머핀
60g

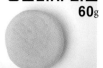

137kcal	당질량 **23.8**(g)	
단백질(g)	지방(g)	나트륨(g)
4.9	2.2	0.7

베이글
90g

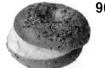

248kcal	당질량 **46.9**(g)	
단백질(g)	지방(g)	나트륨(g)
8.6	1.8	1.1

난(Naan)
80g

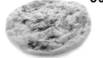

210kcal	당질량 **36.5**(g)	
단백질(g)	지방(g)	나트륨(g)
8.2	2.7	1

카스텔라
50g

160kcal	당질량 **31.3**(g)	
단백질(g)	지방(g)	나트륨(g)
3.1	2.3	0.1

슈크림
100g

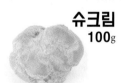

228kcal	당질량 **25.3**(g)	
단백질(g)	지방(g)	나트륨(g)
6	11	0.2

붕어빵
85g(1개)

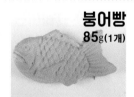

188kcal	당질량 **39.6**(g)	
단백질(g)	지방(g)	나트륨(g)
3.8	0.9	0.1

모나카

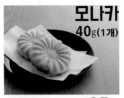

40g(1개)

114kcal		당질량 25(g)
단백질(g)	지방(g)	나트륨(g)
1.9	0.2	0

레어치즈케이크

60g(1조각)

218kcal		당질량 13.3(g)
단백질(g)	지방(g)	나트륨(g)
3.5	16.8	0.3

도너츠

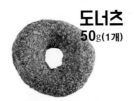

50g(1개)

193kcal		당질량 21.2(g)
단백질(g)	지방(g)	나트륨(g)
3.6	10.1	0.4

바움쿠헨

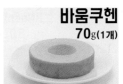

70g(1개)

315kcal		당질량 34(g)
단백질(g)	지방(g)	나트륨(g)
4.9	17.3	0.1

초코케이크

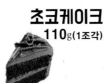

110g(1조각)

498kcal		당질량 50.9(g)
단백질(g)	지방(g)	나트륨(g)
10.5	28	0.4

건빵

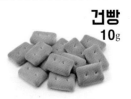

10g

39kcal		당질량 7.6(g)
단백질(g)	지방(g)	나트륨(g)
1	0.4	0.1

멜론빵
100g(1개)

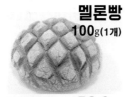

366kcal	당질량 58.2(g)	
단백질(g)	지방(g)	나트륨(g)
8	10.5	0.5

팥빵
100g(1개)

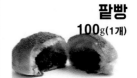

280kcal	당질량 47.5(g)	
단백질(g)	지방(g)	나트륨(g)
7.9	5.3	0.7

호빵
110g(1개)

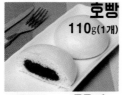

308kcal	당질량 53.4(g)	
단백질(g)	지방(g)	나트륨(g)
6.7	6.3	0

애플파이
80g

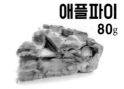

243kcal	당질량 25.1(g)	
단백질(g)	지방(g)	나트륨(g)
3.2	14	0.6

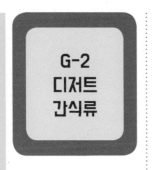

아이스크림
100g

G-2
디저트
간식류

224kcal	당질량 22.2(g)	
단백질(g)	지방(g)	나트륨(g)
3.1	13.6	0.2

티라미수
90g

208kcal	당질량 15.2(g)	
단백질(g)	지방(g)	나트륨(g)
5.4	14.2	0.2

크래커
15g

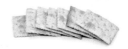

64kcal	당질량 10.8(g)	
단백질(g)	지방(g)	나트륨(g)
1.6	1.5	0.3

비스킷
20g

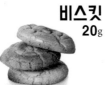

86kcal	당질량 15.1(g)	
단백질(g)	지방(g)	나트륨(g)
1.5	2	0.2

초코쿠키
35g

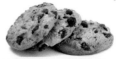

179kcal	당질량 21.2(g)	
단백질(g)	지방(g)	나트륨(g)
2.5	8.9	0.1

초코과자
50g

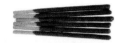

247kcal	당질량 34.3(g)	
단백질(g)	지방(g)	나트륨(g)
4.5	10.1	0.3

감자칩
15g

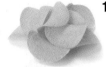

83kcal	당질량 7.6(g)	
단백질(g)	지방(g)	나트륨(g)
0.7	5.3	0.2

캐러멜
5g

22kcal	당질량 3.9(g)	
단백질(g)	지방(g)	나트륨(g)
0.3	0.6	0

초콜릿
20g

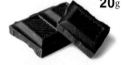

112kcal	당질량 10.4(g)	
단백질(g)	지방(g)	나트륨(g)
1.4	6.8	0

껌
3g(한 장)

12kcal	당질량 2.9(g)	
단백질(g)	지방(g)	나트륨(g)
0	0	0

젤리
30g

109kcal	당질량 26.8(g)	
단백질(g)	지방(g)	나트륨(g)
0	0	0

콘플레이크

10g

38kcal 당질량 **8.1**(g)

단백질(g)	지방(g)	나트륨(g)
0.8	0.2	0.2

PART
4

[패스트푸드]

[이탈리안]

H-1
패스트푸드

햄버거
95g

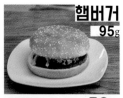

266kcal	당질량 30(g)	
단백질(g)	지방(g)	나트륨(g)
9.5	11	1.4

치즈버거
104g

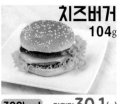

300kcal	당질량 30.1(g)	
단백질(g)	지방(g)	나트륨(g)
11.8	13.6	1.7

치킨버거
118g

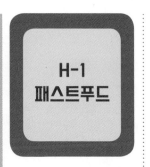

399kcal	당질량 29.9(g)	
단백질(g)	지방(g)	나트륨(g)
16.7	22.4	1.6

포테이토(M)
135g

320kcal	당질량 135(g)	
단백질(g)	지방(g)	나트륨(g)
3.9	14.3	0.7

치킨너겟
100g

245kcal	당질량 5.5(g)	
단백질(g)	지방(g)	나트륨(g)
19.8	14.7	0.7

핫도그
80g

283kcal 당질량 **22.3**(g)

단백질(g)	지방(g)	나트륨(g)
6.5	17.9	0.8

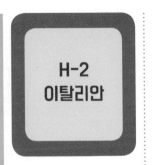

**H-2
이탈리안**

까르보나라
스파게티
280g

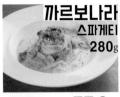

856kcal	당질량 77.2(g)	
단백질(g)	지방(g)	나트륨(g)
27.5	44	5

나폴리탄
스파게티
280g

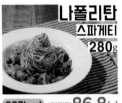

683kcal	당질량 86.8(g)	
단백질(g)	지방(g)	나트륨(g)
18.9	24.3	5.7

미트소스
스파게티
300g

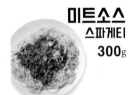

679kcal	당질량 86.2(g)	
단백질(g)	지방(g)	나트륨(g)
24.5	16	5

토마토
스파게티
350g

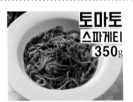

500kcal	당질량 81.2(g)	
단백질(g)	지방(g)	나트륨(g)
14.8	8.5	4

봉골레 파스타
250g

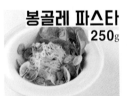

603kcal	당질량 78(g)	
단백질(g)	지방(g)	나트륨(g)
17.4	14.9	4.8

콤비네이션 피자
200g

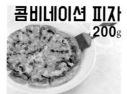

477kcal	당질량 58.7(g)	
단백질(g)	**지방(g)**	**나트륨(g)**
26.9	12.3	0.8

페퍼로니 피자
200g

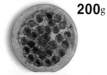

532kcal	당질량 64.8(g)	
단백질(g)	**지방(g)**	**나트륨(g)**
29.4	14.8	0.9

불고기 피자
200g

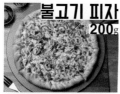

505kcal	당질량 56.3(g)	
단백질(g)	**지방(g)**	**나트륨(g)**
27.4	16.7	0.9

치즈 피자
200g

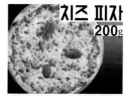

553kcal	당질량 64.9(g)	
단백질(g)	**지방(g)**	**나트륨(g)**
31.4	15.8	0.9

포테이토 피자
200g

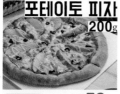

502kcal	당질량 52(g)	
단백질(g)	**지방(g)**	**나트륨(g)**
22.4	20.4	1.8

I-1
한식류

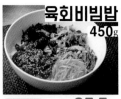

육회비빔밥
450g

680kcal	당질량 85.5 (g)

단백질(g)	지방(g)	나트륨(g)
29.2	19.8	0.9

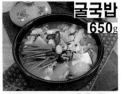

굴국밥
650g

683kcal	당질량 82.3 (g)

단백질(g)	지방(g)	나트륨(g)
42.4	17.8	1.6

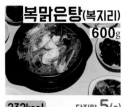

복맑은탕(복지리)
600g

232kcal	당질량 5 (g)

단백질(g)	지방(g)	나트륨(g)
41.7	2.7	1.3

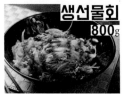

생선물회
800g

578kcal	당질량 71.3 (g)

단백질(g)	지방(g)	나트륨(g)
34.3	12.3	2.7

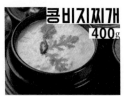

콩비지찌개
400g

248kcal	당질량 4.2 (g)

단백질(g)	지방(g)	나트륨(g)
19.4	11	1.2

돼지고기수육
300g

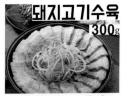

1,206kcal	당질량 9.2(g)	
단백질(g)	지방(g)	나트륨(g)
67.1	99.6	0.4

소갈비찜
250g

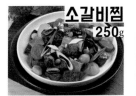

495kcal	당질량 12.1(g)	
단백질(g)	지방(g)	나트륨(g)
49.9	27	0.7

아귀찜
400g

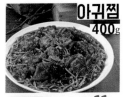

311kcal	당질량 11(g)	
단백질(g)	지방(g)	나트륨(g)
48.3	5.3	1.4

감자탕
900g

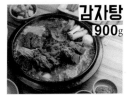

960kcal	당질량 12(g)	
단백질(g)	지방(g)	나트륨(g)
95.9	52	2.6

설렁탕
600g

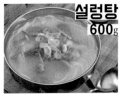

420kcal	당질량 10.6(g)	
단백질(g)	지방(g)	나트륨(g)
59.6	14.6	0.6

연포탕
1000g

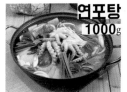

542kcal	당질량 5.8(g)	
단백질(g)	지방(g)	나트륨(g)
94.9	9	2.3

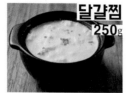

달걀찜
250g

201kcal	당질량 **1.9**(g)	
단백질(g)	지방(g)	나트륨(g)
17.4	12.7	0.8

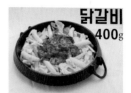

닭갈비
400g

596kcal	당질량 **33.3**(g)	
단백질(g)	지방(g)	나트륨(g)
45.9	25.8	1.5

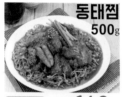

동태찜
500g

394kcal	당질량 **14.2**(g)	
단백질(g)	지방(g)	나트륨(g)
50.9	9.7	1.9

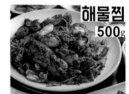

해물찜
500g

400kcal	당질량 **24.9**(g)	
단백질(g)	지방(g)	나트륨(g)
42.6	9.8	2.1

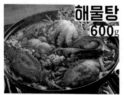

해물탕
600g

268kcal	당질량 **16**(g)	
단백질(g)	지방(g)	나트륨(g)
39.8	4.7	2.1

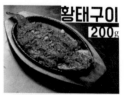

황태구이
200g

438kcal	당질량 **23.9**(g)	
단백질(g)	지방(g)	나트륨(g)
47.8	15.4	1.1

돼지껍데기볶음
150g

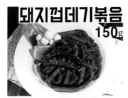

352kcal	당질량 **21.5**(g)	
단백질(g)	지방(g)	나트륨(g)
25.8	16.7	0.7

소시지볶음
200g

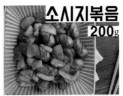

471kcal	당질량 **29**(g)	
단백질(g)	지방(g)	나트륨(g)
18.8	29.9	1.4

순대볶음
400g

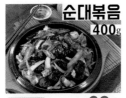

582kcal	당질량 **66**(g)	
단백질(g)	지방(g)	나트륨(g)
20.7	21.3	1.5

어묵볶음
150g

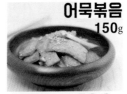

284kcal	당질량 **38.8**(g)	
단백질(g)	지방(g)	나트륨(g)
11.3	7.6	1.2

오삼불고기
200g

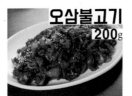

363kcal	당질량 **16.4**(g)	
단백질(g)	지방(g)	나트륨(g)
25.6	19.9	0.8

감자전
200g

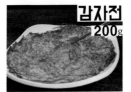

375kcal	당질량 **49.4**(g)	
단백질(g)	지방(g)	나트륨(g)
5.8	14.6	0.5

돼지머리고기 200g

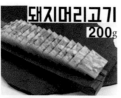

650kcal	당질량 0.4(g)	
단백질(g)	지방(g)	나트륨(g)
42.4	52	0.3

고구마맛탕 100g

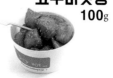

245kcal	당질량 42.8(g)	
단백질(g)	지방(g)	나트륨(g)
1.6	5.5	0.03

양념치킨 200g

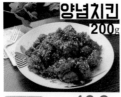

552kcal	당질량 40.2(g)	
단백질(g)	지방(g)	나트륨(g)
35.5	26.8	0.8

돼지갈비구이 350g

941kcal	당질량 28.2(g)	
단백질(g)	지방(g)	나트륨(g)
72.7	59.4	1.3

소불고기 200g

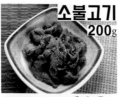

177kcal	당질량 14.8(g)	
단백질(g)	지방(g)	나트륨(g)
12.8	5.8	0.8

훈제오리 250g

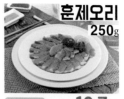

797kcal	당질량 10.7(g)	
단백질(g)	지방(g)	나트륨(g)
43.1	64.1	1.2

갓김치 100g

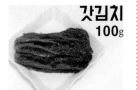

58kcal		당질량 4(g)
단백질(g)	지방(g)	나트륨(g)
3.6	1.2	0.8

깍두기 100g

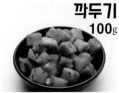

37kcal		당질량 3.9(g)
단백질(g)	지방(g)	나트륨(g)
1.7	0.4	0.6

간장게장 250g

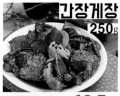

302kcal		당질량 10.5(g)
단백질(g)	지방(g)	나트륨(g)
37.7	11.1	3.2

양념게장 200g

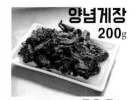

280kcal		당질량 38.3(g)
단백질(g)	지방(g)	나트륨(g)
23.9	1.7	1.7

도토리묵 100g

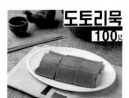

46kcal		당질량 9.5(g)
단백질(g)	지방(g)	나트륨(g)
0.3	0.3	0.1

낙지볶음 200g

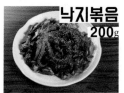

187kcal		당질량 17.2(g)
단백질(g)	지방(g)	나트륨(g)
14.9	4.5	0.8

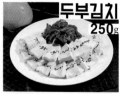

두부김치
250g

288kcal	당질량 3.6(g)	
단백질(g)	지방(g)	나트륨(g)
19.5	17.1	0.9

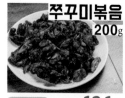

쭈꾸미볶음
200g

211kcal	당질량 18.1(g)	
단백질(g)	지방(g)	나트륨(g)
18.3	5.2	0.9

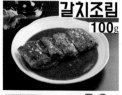

갈치조림
100g

97kcal	당질량 3.8(g)	
단백질(g)	지방(g)	나트륨(g)
11	3.5	0.4

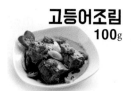

고등어조림
100g

130kcal	당질량 2.6(g)	
단백질(g)	지방(g)	나트륨(g)
10	7.8	0.4

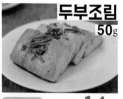

두부조림
50g

69kcal	당질량 1.4(g)	
단백질(g)	지방(g)	나트륨(g)
6.1	3.7	0.2

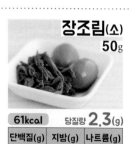

장조림(소)
50g

61kcal	당질량 2.3(g)	
단백질(g)	지방(g)	나트륨(g)
8.1	1.8	0.6

I-2 중식류

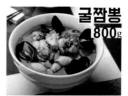

굴짬뽕 800g

681kcal	당질량 94.4(g)	
단백질(g)	**지방(g)**	**나트륨(g)**
32.9	9.6	2.6

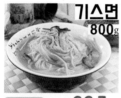

기스면 800g

607kcal	당질량 66.3(g)	
단백질(g)	**지방(g)**	**나트륨(g)**
37.8	10.7	2.7

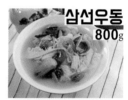

삼선우동 800g

692kcal	당질량 77.9(g)	
단백질(g)	**지방(g)**	**나트륨(g)**
47.9	0.8	2.7

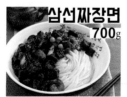

삼선짜장면 700g

804kcal	당질량 115.7(g)	
단백질(g)	**지방(g)**	**나트륨(g)**
33.6	18.1	2.6

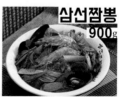

삼선짬뽕 900g

662kcal	당질량 94(g)	
단백질(g)	**지방(g)**	**나트륨(g)**
4.4	1.2	2.6

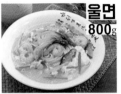

울면
800g

729kcal	당질량 96.5(g)	
단백질(g)	지방(g)	나트륨(g)
37.5	7.4	2.7

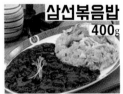

삼선볶음밥
400g

686kcal	당질량 76.5(g)	
단백질(g)	지방(g)	나트륨(g)
26.2	26.5	1.2

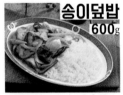

송이덮밥
600g

582kcal	당질량 81.9(g)	
단백질(g)	지방(g)	나트륨(g)
18.2	14.1	1.6

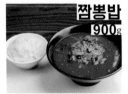

짬뽕밥
900g

662kcal	당질량 98.6(g)	
단백질(g)	지방(g)	나트륨(g)
29.1	11.3	2.8

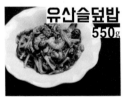

유산슬덮밥
550g

575kcal	당질량 63.6(g)	
단백질(g)	지방(g)	나트륨(g)
27	19	1.5

I-3
분식류

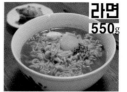

라면
550g

526kcal	당질량 71.7(g)	
단백질(g)	지방(g)	나트륨(g)
14	17.8	1.9

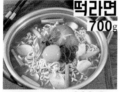

떡라면
700g

743kcal	당질량 111.2(g)	
단백질(g)	지방(g)	나트륨(g)
19.3	21.3	2.3

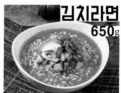

김치라면
650g

552kcal	당질량 78(g)	
단백질(g)	지방(g)	나트륨(g)
13.8	16.9	2.5

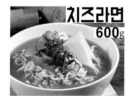

치즈라면
600g

595kcal	당질량 72(g)	
단백질(g)	지방(g)	나트륨(g)
16.8	23	2.1

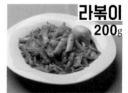

라볶이
200g

269kcal	당질량 45.3(g)	
단백질(g)	지방(g)	나트륨(g)
6.9	4.8	0.8

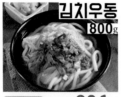

김치우동
800g

500kcal	당질량 90.1(g)

단백질(g)	지방(g)	나트륨(g)
15.5	4.6	2.9

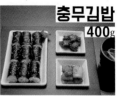

충무김밥
400g

584kcal	당질량 100.8(g)

단백질(g)	지방(g)	나트륨(g)
23.4	6	1.3

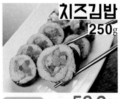

치즈김밥
250g

424kcal	당질량 58.9(g)

단백질(g)	지방(g)	나트륨(g)
12.7	12.7	1.1

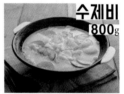

수제비
800g

647kcal	당질량 128.5(g)

단백질(g)	지방(g)	나트륨(g)
20.8	5.6	2

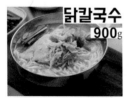

닭칼국수
900g

663kcal	당질량 84.9(g)

단백질(g)	지방(g)	나트륨(g)
42.2	12.8	2.1

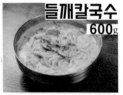

들깨칼국수
600g

458kcal	당질량 51.5(g)

단백질(g)	지방(g)	나트륨(g)
17.6	16.5	1.1

잔치국수 700g

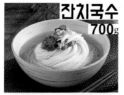

599kcal	당질량 112.8(g)	
단백질(g)	지방(g)	나트륨(g)
21.1	4.5	1.6

김치말이국수 600g

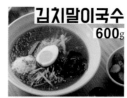

303kcal	당질량 47.4(g)	
단백질(g)	지방(g)	나트륨(g)
12.9	4.8	2.1

열무김치국수 800g

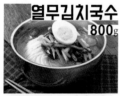

431kcal	당질량 60.4(g)	
단백질(g)	지방(g)	나트륨(g)
15	10.2	3.1

등심돈까스 200g

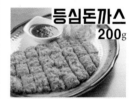

624kcal	당질량 38.3(g)	
단백질(g)	지방(g)	나트륨(g)
33	37.5	0.5

생선까스 200g

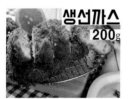

653kcal	당질량 42.8(g)	
단백질(g)	지방(g)	나트륨(g)
24.3	41.1	0.7

안심돈까스 200g

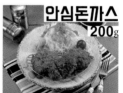

652kcal	당질량 31.9(g)	
단백질(g)	지방(g)	나트륨(g)
33.3	42.4	0.5

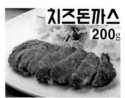

치즈돈까스
200g

755kcal 당질량 **38.5**(g)

단백질(g)	지방(g)	나트륨(g)
42	46.7	0.8

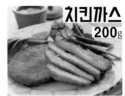

치킨까스
200g

593kcal 당질량 **41.1**(g)

단백질(g)	지방(g)	나트륨(g)
27.9	33.9	0.7

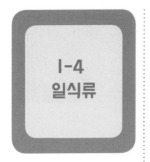

I-4
일식류

농어초밥

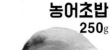

250g

397kcal	당질량 76.1(g)	
단백질(g)	지방(g)	나트륨(g)
17.4	1.3	1

문어초밥

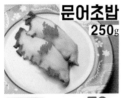

250g

392kcal	당질량 79(g)	
단백질(g)	지방(g)	나트륨(g)
14.6	0.7	1.2

새우초밥

250g

388kcal	당질량 76.3(g)	
단백질(g)	지방(g)	나트륨(g)
16.8	0.8	1.1

새우튀김롤

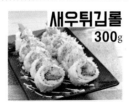

300g

607kcal	당질량 88.7(g)	
단백질(g)	지방(g)	나트륨(g)
14.5	18.2	1.3

연어롤

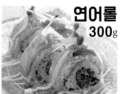

300g

510kcal	당질량 65.3(g)	
단백질(g)	지방(g)	나트륨(g)
18.6	15.4	1.2

연어초밥
250g

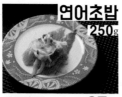

447kcal	당질량 67(g)	
단백질(g)	지방(g)	나트륨(g)
18.9	9.7	1

장어덮밥
400g

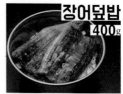

717kcal	당질량 87.1(g)	
단백질(g)	지방(g)	나트륨(g)
30.1	23	0.9

장어초밥
250g

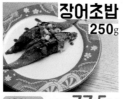

486kcal	당질량 77.5(g)	
단백질(g)	지방(g)	나트륨(g)
16.5	10.8	1.2

한치초밥
250g

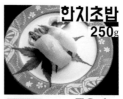

374kcal	당질량 76.4(g)	
단백질(g)	지방(g)	나트륨(g)
13.7	0.8	1.1

유부초밥
60g

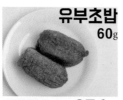

252kcal	당질량 27.1(g)	
단백질(g)	지방(g)	나트륨(g)
9.2	11.1	0.8

가츠동
330g

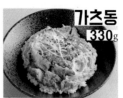

988kcal	당질량 116.3(g)	
단백질(g)	지방(g)	나트륨(g)
32.5	36	3.6

규동
320g

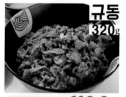

770kcal	당질량 110.9(g)	
단백질(g)	지방(g)	나트륨(g)
20	21.7	3.9

텐동
350g

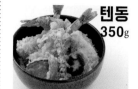

770kcal	당질량 120(g)	
단백질(g)	지방(g)	나트륨(g)
21.7	17.5	3.8

카레우동
280g

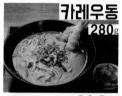

429kcal	당질량 81.8(g)	
단백질(g)	지방(g)	나트륨(g)
10.8	1.4	5.2

시오라멘
260g

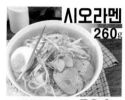

417kcal	당질량 59.1(g)	
단백질(g)	지방(g)	나트륨(g)
23.1	6.6	5.5

미소라멘
250g

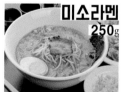

428kcal	당질량 65.1(g)	
단백질(g)	지방(g)	나트륨(g)
20.7	5.7	5.3

돈코츠라멘
250g

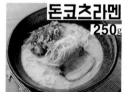

406kcal	당질량 63.9(g)	
단백질(g)	지방(g)	나트륨(g)
19	4.9	5.3

야키소바
205g

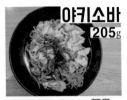

658kcal 당질량 **73**(g)

단백질(g)	지방(g)	나트륨(g)
15.5	32.1	3.3

타코야키
370g(10개)

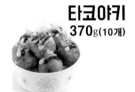

365kcal 당질량 **44.3**(g)

단백질(g)	지방(g)	나트륨(g)
20.9	9	2.5

오코노미야키
370g

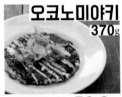

597kcal 당질량 **59.6**(g)

단백질(g)	지방(g)	나트륨(g)
15.6	28.9	2.5

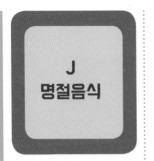

J
명절음식

떡갈비
250g

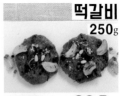

762kcal　당질량 **20.3**(g)

단백질(g)	지방(g)	나트륨(g)
50.8	51.6	827

떡국
800g

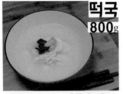

711kcal　당질량 **139.6**(g)

단백질(g)	지방(g)	나트륨(g)
20.6	4.5	1,928

떡만둣국
700g

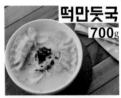

625kcal　당질량 **101.4**(g)

단백질(g)	지방(g)	나트륨(g)
20.1	11.3	1,980

가지나물
50g

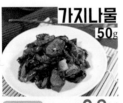

23kcal　당질량 **0.9**(g)

단백질(g)	지방(g)	나트륨(g)
0.6	1.1	152

고사리나물
50g

46kcal　당질량 **0**(g)

단백질(g)	지방(g)	나트륨(g)
2	2.7	257

도라지나물
50g

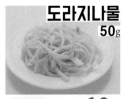

56kcal	당질량 1.2(g)	
단백질(g)	지방(g)	나트륨(g)
0.8	3.7	253

무나물
50g

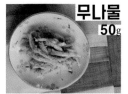

33kcal	당질량 1.4(g)	
단백질(g)	지방(g)	나트륨(g)
0.5	2.3	280

숙주나물
50g

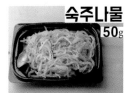

20kcal	당질량 0(g)	
단백질(g)	지방(g)	나트륨(g)
1.1	1.2	188

시금치나물
50g

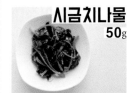

40kcal	당질량 0(g)	
단백질(g)	지방(g)	나트륨(g)
2	2.7	217

가래떡
100g

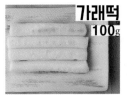

208kcal	당질량 46.9(g)	
단백질(g)	지방(g)	나트륨(g)
3.8	0.3	256

송편(7개)
100g

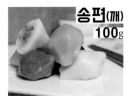

224kcal	당질량 40.2(g)	
단백질(g)	지방(g)	나트륨(g)
4.9	2.7	231

송편(콩)
100g

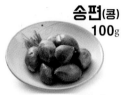

194kcal	당질량 36.9(g)	
단백질(g)	지방(g)	나트륨(g)
5.2	0.7	233

약식
100g

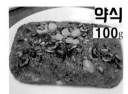

244kcal	당질량 50.6(g)	
단백질(g)	지방(g)	나트륨(g)
3.7	2.2	289

인절미
100g

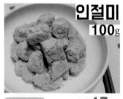

221kcal	당질량 43(g)	
단백질(g)	지방(g)	나트륨(g)
5.7	1.9	341

잡채
150g

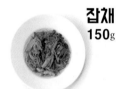

204kcal	당질량 34.5(g)	
단백질(g)	지방(g)	나트륨(g)
2.1	4.5	658

탕평채
100g

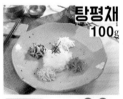

97kcal	당질량 9.6(g)	
단백질(g)	지방(g)	나트륨(g)
3.6	3.8	260

수정과
100g

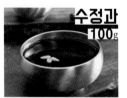

89kcal	당질량 12.4(g)	
단백질(g)	지방(g)	나트륨(g)
0.4	3.6	6.48

식혜 100g

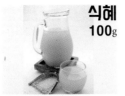

87kcal		당질량 15.9(g)
단백질(g)	지방(g)	나트륨(g)
1.5	1.8	2.25

소고기산적 200g

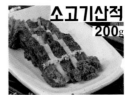

453kcal		당질량 4.3(g)
단백질(g)	지방(g)	나트륨(g)
48.4	25.6	1,392

동태전 150g

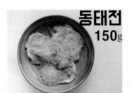

268kcal		당질량 7.1(g)
단백질(g)	지방(g)	나트륨(g)
22.6	15	702

두부전 150g

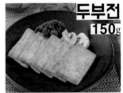

255kcal		당질량 3.3(g)
단백질(g)	지방(g)	나트륨(g)
20.5	15.9	317

배추전 150g

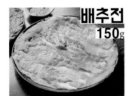

241kcal		당질량 31(g)
단백질(g)	지방(g)	나트륨(g)
5.2	8.7	326

버섯전 150g

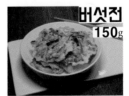

241kcal		당질량 10.8(g)
단백질(g)	지방(g)	나트륨(g)
10.5	14.9	313

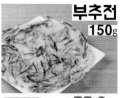

부추전
150g

253kcal	당질량 33.9(g)	
단백질(g)	지방(g)	나트륨(g)
5.7	8.9	249

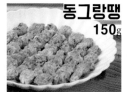

동그랑땡
150g

309kcal	당질량 9.1(g)	
단백질(g)	지방(g)	나트륨(g)
19.6	20	553

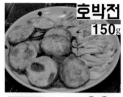

호박전
150g

208kcal	당질량 9.2(g)	
단백질(g)	지방(g)	나트륨(g)
6.5	13.1	276

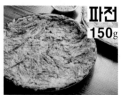

파전
150g

293kcal	당질량 28.6(g)	
단백질(g)	지방(g)	나트륨(g)
6.8	14	345

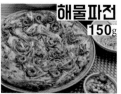

해물파전
150g

276kcal	당질량 24.6(g)	
단백질(g)	지방(g)	나트륨(g)
11	12.4	366

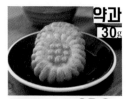

약과
30g

120kcal	당질량 23.9(g)	
단백질(g)	지방(g)	나트륨(g)
1.3	1.4	17.19

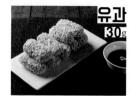

유과
30g

127kcal	당질량 **22**(g)	
단백질(g)	지방(g)	나트륨(g)
0.8	3.8	6.84

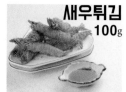

새우튀김
100g

301kcal	당질량 **25.4**(g)	
단백질(g)	지방(g)	나트륨(g)
9	17.8	555

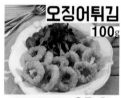

오징어튀김
100g

308kcal	당질량 **23.6**(g)	
단백질(g)	지방(g)	나트륨(g)
11.9	18.1	360

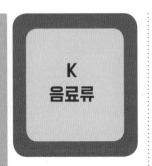

K
음료류

토마토주스
200g

34kcal	당질량 6.6(g)	
단백질(g)	지방(g)	나트륨(g)
1.4	0.2	0.6

오렌지주스
200g

84kcal	당질량 21.4(g)	
단백질(g)	지방(g)	나트륨(g)
1.6	미량	0

자몽주스
200g

80kcal	당질량 20.4(g)	
단백질(g)	지방(g)	나트륨(g)
1.2	0.2	0

사과주스
200g

88kcal	당질량 23.6(g)	
단백질(g)	지방(g)	나트륨(g)
0.4	0.2	0

포도주스
150g

71kcal	당질량 17.9(g)	
단백질(g)	지방(g)	나트륨(g)
0.4	0.4	0

야쿠르트
65g(1개)

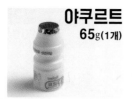

46kcal   당질량 **10.7**(g)

단백질(g)	지방(g)	나트륨(g)
0.7	0.1	0

녹차
100g

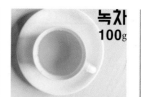

2kcal   당질량 **0.2**(g)

단백질(g)	지방(g)	나트륨(g)
0.2	0	0

커피(블랙)
150g

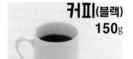

6kcal   당질량 **1.1**(g)

단백질(g)	지방(g)	나트륨(g)
0.3	미량	0

아이스커피
200g

8kcal   당질량 **1.4**(g)

단백질(g)	지방(g)	나트륨(g)
0.4	미량	0

홍차(스트레이트)
150g

2kcal   당질량 **0.2**(g)

단백질(g)	지방(g)	나트륨(g)
0.2	0	0

코코아
150g

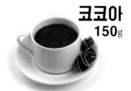

100kcal   당질량 **10.7**(g)

단백질(g)	지방(g)	나트륨(g)
4.2	4.9	0.1

스포츠드링크
200g

42kcal	당질량 10.2(g)	
단백질(g)	지방(g)	나트륨(g)
0	미량	0.2

콜라
200g

92kcal	당질량 22.8(g)	
단백질(g)	지방(g)	나트륨(g)
0.2	미량	0

사이다
200g

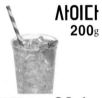

82kcal	당질량 20.4(g)	
단백질(g)	지방(g)	나트륨(g)
0	미량	0

소주
60g

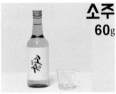

88kcal	당질량 0(g)	
단백질(g)	지방(g)	나트륨(g)
0	0	0

정종
180g

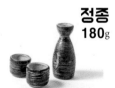

193kcal	당질량 8.1(g)	
단백질(g)	지방(g)	나트륨(g)
0.7	0	0

맥주
200g

80kcal	당질량 6.2(g)	
단백질(g)	지방(g)	나트륨(g)
0.6	미량	0

흑맥주
200g

92kcal		당질량 6.8(g)
단백질(g)	**지방(g)**	**나트륨(g)**
0.8	미량	0

화이트와인
100g

73kcal		당질량 2(g)
단백질(g)	**지방(g)**	**나트륨(g)**
0.1	미량	0

레드와인
100g

73kcal		당질량 1.5(g)
단백질(g)	**지방(g)**	**나트륨(g)**
0.2	미량	0

로제와인
100g

77kcal		당질량 4(g)
단백질(g)	**지방(g)**	**나트륨(g)**
0.1	미량	0

위스키
60g

142kcal		당질량 0(g)
단백질(g)	**지방(g)**	**나트륨(g)**
0	0	0

브랜디
60g

142kcal		당질량 0(g)
단백질(g)	**지방(g)**	**나트륨(g)**
0	0	0

보드카
150g

360kcal　　　당질량 **0**(g)

단백질(g)	지방(g)	나트륨(g)
0	**0**	**0**

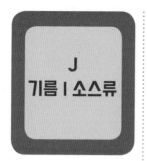

J
기름 | 소스류

토마토케첩
15g

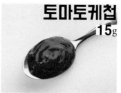

18kcal	당질량 3.9(g)	
단백질(g)	지방(g)	나트륨(g)
0.2	0	0.5

마요네즈
12g

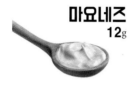

85kcal	당질량 0.4(g)	
단백질(g)	지방(g)	나트륨(g)
0.2	9.1	0.2

돈까스소스
18g

24kcal	당질량 5.4(g)	
단백질(g)	지방(g)	나트륨(g)
0.2	0	1

바비큐소스
18g

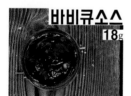

32kcal	당질량 8.1(g)	
단백질(g)	지방(g)	나트륨(g)
0.2	0	0.6

소금
30g

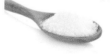

0kcal	당질량 0(g)	
단백질(g)	지방(g)	나트륨(g)
0	0	29.9

고추기름
5g

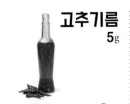

46kcal 　 당질량 **0**(g)

단백질(g)	지방(g)	나트륨(g)
0	5	0

발사믹식초
15g

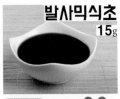

15kcal 　 당질량 **2.9**(g)

단백질(g)	지방(g)	나트륨(g)
0.1	0	0

미림(맛술)
18g

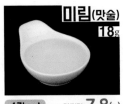

43kcal 　 당질량 **7.8**(g)

단백질(g)	지방(g)	나트륨(g)
0.1	미량	0

흑설탕
50g

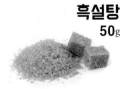

177kcal 　 당질량 **44.9**(g)

단백질(g)	지방(g)	나트륨(g)
0.9	미량	0.1

백설탕
15g

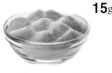

58kcal 　 당질량 **14.9**(g)

단백질(g)	지방(g)	나트륨(g)
0	0	0

각설탕
3g

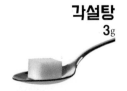

12kcal 　 당질량 **3**(g)

단백질(g)	지방(g)	나트륨(g)
0	0	0

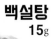

메이플시럽
21g

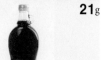

54kcal	당질량 **13.9**(g)	
단백질(g)	지방(g)	나트륨(g)
0.1	0	0

꿀
21g

62kcal	당질량 **16.7**(g)	
단백질(g)	지방(g)	나트륨(g)
0	0	0

피넛버터
17g

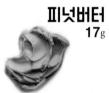

109kcal	당질량 **2.4**(g)	
단백질(g)	지방(g)	나트륨(g)
4.3	8.6	0.2

시나몬
5g

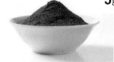

18kcal	당질량 **4**(g)	
단백질(g)	지방(g)	나트륨(g)
0.2	0.2	0

카레가루
2g

8kcal	당질량 **0.5**(g)	
단백질(g)	지방(g)	나트륨(g)
0.3	0.2	0

후추(흑)
2g

7kcal	당질량 **1.3**(g)	
단백질(g)	지방(g)	나트륨(g)
0.2	0.1	0

후추(백)
2g

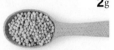

8kcal	당질량 1.4(g)	
단백질(g)	지방(g)	나트륨(g)
0.2	0.1	0

머스터드소스
6g

14kcal	당질량 0.8(g)	
단백질(g)	지방(g)	나트륨(g)
0.5	1	0.2

겨자
6g

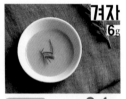

19kcal	당질량 2.4(g)	
단백질(g)	지방(g)	나트륨(g)
0.4	0.9	0.4

고추장
15g(1큰술)

33kcal	당질량 6.72(g)	
단백질(g)	지방(g)	나트륨(g)
0.6	0.3	0.2

코코넛밀크
2g

8kcal	당질량 1.5(g)	
단백질(g)	지방(g)	나트륨(g)
0.4	0	0

올리브유
100g

921kcal	당질량 0(g)	
단백질(g)	지방(g)	나트륨(g)
0	100	0

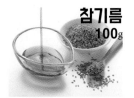

참기름
100g

921kcal		당질량 O(g)
단백질(g)	지방(g)	나트륨(g)
0	100	0

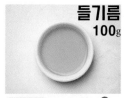

들기름
100g

921kcal		당질량 O(g)
단백질(g)	지방(g)	나트륨(g)
0	100	0

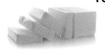

버터(유염)
10g

75kcal		당질량 O(g)
단백질(g)	지방(g)	나트륨(g)
0.1	8.1	0.2

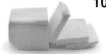

버터(무염)
10g

76kcal		당질량 O(g)
단백질(g)	지방(g)	나트륨(g)
0.1	8.3	0

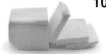

기름·소스류

J
난류(卵類)
유제품

피단
70g

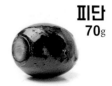

150kcal		당질량 0(g)
단백질(g)	지방(g)	나트륨(g)
9.6	11.6	1.4

메추리알
10g

15kcal		당질량 0(g)
단백질(g)	지방(g)	나트륨(g)
1.1	1.1	0

계란
60g

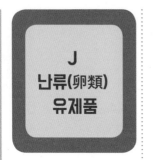

77kcal		당질량 0.2(g)
단백질(g)	지방(g)	나트륨(g)
6.3	5.3	0.2

계란(노른자)
15g

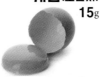

58kcal		당질량 0(g)
단백질(g)	지방(g)	나트륨(g)
2.5	5	0

계란(흰자)
35g

16kcal		당질량 0.1(g)
단백질(g)	지방(g)	나트륨(g)
3.7	미량	0.2

우유
210g

141kcal	당질량 **10.1**(g)	
단백질(g)	지방(g)	나트륨(g)
6.9	8	0.2

생크림(유지방)
15g

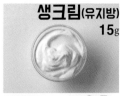

65kcal	당질량 **0.5**(g)	
단백질(g)	지방(g)	나트륨(g)
0.3	6.8	0

생크림(식물성지방)
15g

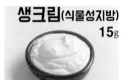

59kcal	당질량 **0.4**(g)	
단백질(g)	지방(g)	나트륨(g)
1	5.9	0.1

에담치즈
175g

623kcal	당질량 **2.5**(g)	
단백질(g)	지방(g)	나트륨(g)
50.6	43.8	3.5

에멘탈치즈
205g

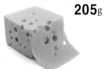

879kcal	당질량 **3.3**(g)	
단백질(g)	지방(g)	나트륨(g)
56	68.9	2.7

체다치즈
15g

63kcal	당질량 **0.2**(g)	
단백질(g)	지방(g)	나트륨(g)
3.9	5.1	0.3

까망베르치즈
100g

310kcal		당질량 0.9(g)
단백질(g)	지방(g)	나트륨(g)
19.1	24.7	2

리코타치즈
20g

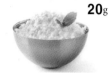

32kcal		당질량 1.3(g)
단백질(g)	지방(g)	나트륨(g)
1.4	2.3	0.1

모짜렐라치즈
100g

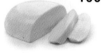

276kcal		당질량 4.2(g)
단백질(g)	지방(g)	나트륨(g)
18.4	19.9	0.2

블루치즈
60g

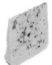

209kcal		당질량 0.6(g)
단백질(g)	지방(g)	나트륨(g)
11.3	17.4	2.3

코티지치즈
30g

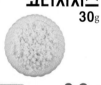

32kcal		당질량 0.6(g)
단백질(g)	지방(g)	나트륨(g)
4	1.4	0.3

파르메산치즈
5g

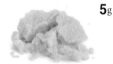

24kcal		당질량 0.1(g)
단백질(g)	지방(g)	나트륨(g)
2.2	1.5	0.2

프로세스치즈
20g

68kcal 당질량 **0.3**(g)

단백질(g)	지방(g)	나트륨(g)
4.5	5.2	0.6

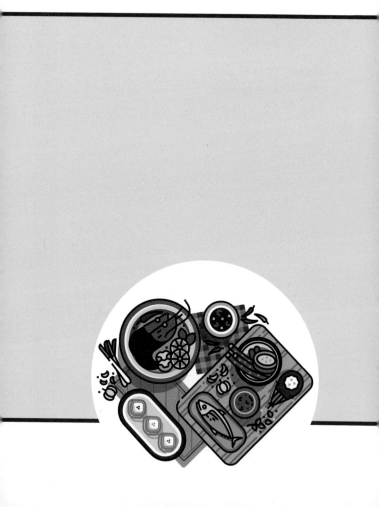

Homemade
당질조절식

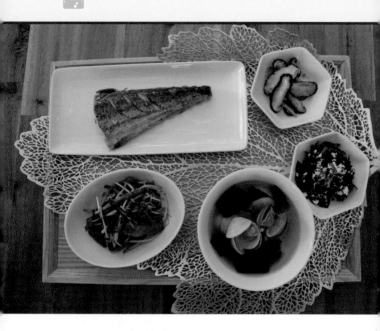

삼치구이 정식 (약 3g)

[오리숙주볶음] [모시조개탕] [삼치구이]

[표고버섯볶음] [톳두부무침]

* 괄호 안의 수치는 당질량 수치입니다.
  조리 시 확인하시면 유용합니다.

[오리숙주볶음]

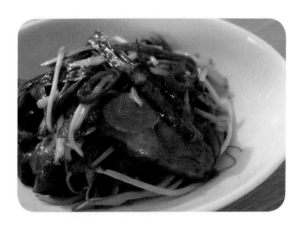

재료

오리 40g(0.1g), 부추 10g(0.13g), 간장 1T(0.9g), 숙주 20g(0.26g)

레시피

1. 오리를 반으로 자른다.

2. 간장 1T를 넣어 중불에 볶다 부추와 숙주를 넣고 볶는다.

3. 소금과 후추를 뿌려 간을 한다.

[모시조개탕]

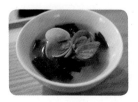

재료

모시조개 50g(0.6g)

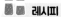

레시피

1. 다시물 200ml에 모시조개를 넣어 끓인 뒤 소금으로 간한 후 미나리 or 쑥갓을 조금 넣는다.

[삼치구이]

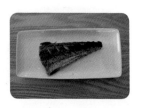

재료

삼치 70g(0.2g)

레시피

1. 삼치를 잘 구워준다.

[표고버섯볶음]

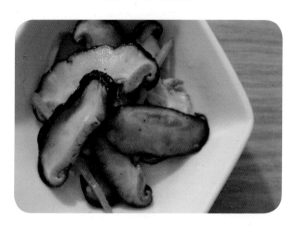

재료

표고버섯 20g(0.3g), 양파, 당근 (집에 남는 재료가 있다면 넣기)

레시피

1. 표고버섯 두 개를 밑둥을 제거하고 0.3cm 정도로 채 썬다.

2. 집에 양파, 당근이 있다면 0.1cm 정도로 한 개씩만 채 썬다.
   (총 0.5g도 되지않음)

3. 기름을 두르고 강불에서 표고버섯과 당근, 양파를 함께 볶아준
   뒤 소금과 참기름으로 간을 한다.

[톳두부무침]

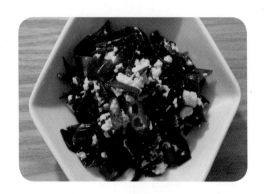

재료

톳 20g(0g), 두부 10g(0.12g)

레시피

1. 톳을 끓는 물에 한 번 데친다. 이때 식초 1T를 넣어 톳의 특유냄새를 잡아준다.

2. 두부는 체에 받쳐 수저로 눌러 물기를 꼭 빼준다.(면보에 꼭 짜주어도 좋다.)

3. 톳을 0.5cm 길이로 자르고 두부와 함께 버무린다.

4. 간은 참기름과 소금으로 한다. 소금 대신 간장을 조금 넣어도 풍미가 좋다. 단 간장의 경우 당이 소금에 비해 밥수저 반스푼당 9g 정도 올라 간다. 되도록 소금으로 간을 하는 것을 저당질 요리로는 더 권장한다.

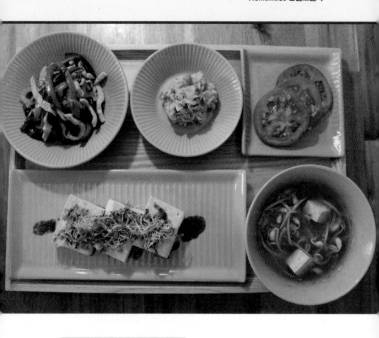

고추잡채 정식 (약 14g)

[두부샐러드] [얼큰콩나물국] [고추잡채]

[참치범벅] [토마토샐러드]

[두부샐러드]

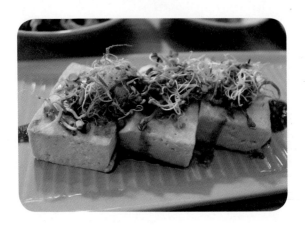

재료

두부 60g(0.72g), 새싹 10g(0.14g), 간장 1T(0.9g), 참기름 1T(0g)

레시피

1. 두부를 식용유 또는 들기름에 노릇하게 부친다.

2. 노릇하게 부친 두부 위에 새싹을 보기 좋게 올린 뒤

3. 간장과 참기름을 섞어 만든 소스를 뿌려준다. 소스를 만들 때 청양
   고춧가루 1T를 섞어 만들어 대체해도 좋다. 기호에 따라 선택!

[얼큰콩나물국]

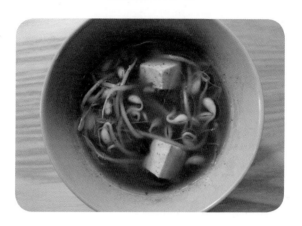

재료

콩나물 30g(0.39g), 두부 10g(0.12g)

레시피

1. 다시 물 200ml에 콩나물을 넣고 뚜껑을 닫고 한소끔 끓인다.

2. 두부와 청양고춧가루 or 청양고추를 조금 넣고 소금으로 간을 한다.

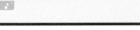

[고추잡채]

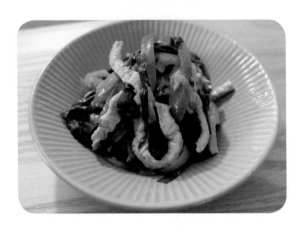

재료

돼지고기 20g(0.1g), 홍파프리카, 10g(0.56g), 노란파프리카 10g(0.53g)

양파 10g(0.72g), 부추 10g(0.13g), 굴소스 1/2T(4.5g)

레시피

1. 잡채용 돼지고기를 강불에 기름을 두르고 소금 후추로 간하며 볶는다.

2. 채 썰어 놓은 파프리카와 부추, 양파 순으로 넣고 굴소스를 넣어 볶는다.

3. 간이 심심할 경우 소금과 후추로 간을 한 후 참기름으로 마무리.

[참치범벅]

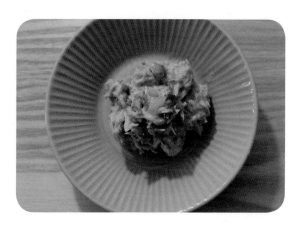

재료

참치캔 50g(0.2g), 마요네즈 1T(0.4g), 피망 5g(0.3g)

홍파프리카 5g(0.2g), 양파 5g(0.35g)

레시피

1. 참치를 체에 받쳐 기름기를 뺀다.

2. 모든 야채는 잘게 다진다.

3. 기름을 뺀 참치에 잘게 다진 야채를 넣고 하프마요네즈 1스푼(15g)
   을 넣어 버무린다.

[토마토샐러드]

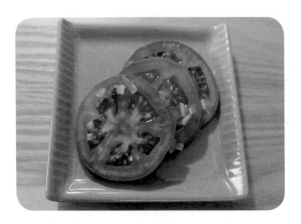

재료

토마토 60g(2.22g), 양파 5g(0.35g)

발사믹소스 5g(0.75g *시중에 파는 발사믹소스를 이용해도 좋다.)

레시피

1. 토마토는 0.3cm 정도로 슬라이스한다.

2. 양파는 얇게 다진다.

3. 토마토를 접시에 담고 그 위에 얇게 다진 양파를 뿌린 뒤 발사믹소
   스를 커피스푼 정도 분량으로 뿌려준다.

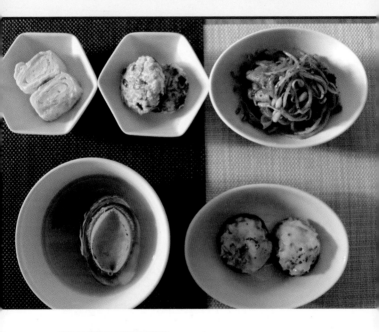

전복탕정식 (약 9.5g)

[전복탕] [계란말이] [표고버섯완자피자]

[콩전(두부전)] [콩나물대패삼겹볶음]

[전복탕]

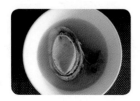

재료

전복 40g(2g)

[계란말이]

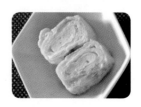

재료

계란 100g(0.3g)

레시피

1. 전복은 솔로 깨끗이 씻은 뒤, 이빨이 있는 곳을 찾아 미리 빼준다.
2. 다시물 200ml에 전복 두미를 넣은 뒤 약 10분 정도 끓여준다.

레시피

1. 계란(대란) 1알을 잘 풀어 소금으로 간한 뒤 사각프라이팬을 이용해 말이를 만든다.

[표고버섯완자피자]

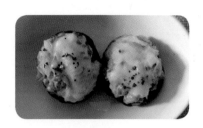

재료

표고버섯 30g(0.45g), 간 소고기 20g(0.06g), 피망 5g(0.14g)

파프리카 5g(0.28g), 양파 5g(0.36g), 모짜렐라치즈, 소금, 후추 조금(0g)

레시피

1. 표고버섯은 미리 밑동을 제거하여 준비해둔다.

2. 모든 야채는 잘게 다져준다.

3. 간 소고기에 잘게 다진 야채, 소금과 후추를 섞어 속을 만든다.

4. 준비해 둔 표고버섯 안에 속을 넣는다.

5. 180도로 예열한 오븐에 10분 정도 굽는다. 오븐 대신 중불에 뚜껑을 닫은
   프라이팬을 사용해도 좋다.

6. 모짜렐라 치즈를 적당히 올리고 치즈가 녹을 때까지 약불로 더 익혀준다.

7. 파슬리 가루가 있다면 조금 뿌려 풍미를 더한다.

[콩전(두부전)]

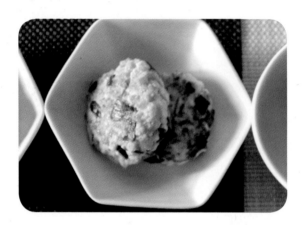

재료

두부 40g(0.48g), 부추 10g(0.13g)

당근 5g(0.325g), 달걀노른자(0.1g)

레시피

1. 두부는 체에 받쳐 수저로 눌러 물기를 꼭 빼준다.(면보에 꼭 짜주어도 좋다.)

2. 모든 야채는 잘게 다진다.

3. 물기빠진 두부에 야채를 넣고 달걀노른자를 넣어 섞어준뒤 약불에 기름을 두르고 노릇하게 부쳐준다.

[콩나물대패삼겹볶음]

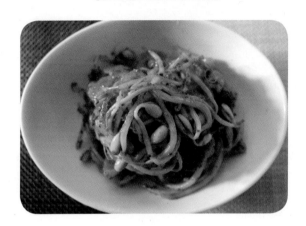

재료

대패삼겹살 100g(0.1g), 콩나물 50g(0.65g), 간장 1T(1.8g)

소주 1T(0g), 고춧가루, 참기름, 후춧가루 약간(0g)

레시피

1. 간장, 소주, 고춧가루, 후춧가루를 섞어 소스를 만들어 놓는다.

2. 프라이팬에 콩나물을 깔고 고기를 얹은 후, 소스를 뿌려 뚜껑을
   닫은 뒤 중불에 올린다.

3. 약 1분 뒤 뚜껑을 열고 양념이 고루 배도록 잘 섞으며 볶아준다.

4. 고기가 익으면 불을 끄고 참기름으로 마무리.

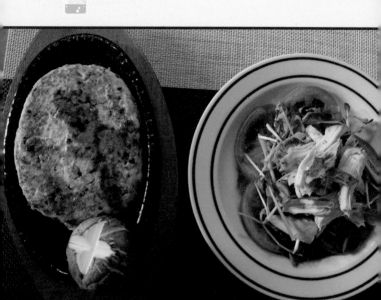

두부스테이크 정식 (약 9.5g)

[두부스테이크] [닭가슴살샐러드]

[두부스테이크]

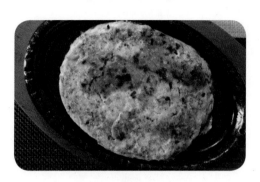

재료

두부 100g(1.2g), 부추 10g(0.13g), 파프리카 20g(1.12g)

팽이버섯 20g(0.74g), 계란 100g(0.3g), 소금, 후추 약간

레시피

1. 두부는 체에 받쳐 수저로 눌러 물기를 꼭 빼준다.(면보에 꼭 짜주어도 좋다.)

2. 모든 야채는 잘게 다져놓는다.

3. 두부에 다져놓은 야채를 섞은 뒤 소금과 후추로 간을 맞춘다.

4. 계란 1개를 넣어 섞는다.

5. 프라이팬에 기름을 넉넉히 두른 뒤 두께 약 3cm가량 동그랗게 모양을 만든 두부스테이크를 약불에서 은근히 익힌다.

[닭가슴살샐러드]

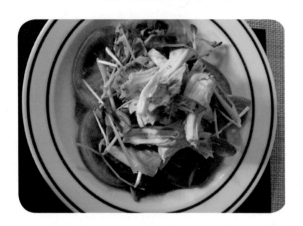

재료

닭가슴살 100g(0g), 베이비채소 50g(0.5g)

토마토 100g(3.7g), 발사믹소스 10g(1.5g)

레시피

1. 닭가슴살을 찜기에 찌거나 끓는 물에 삶는다. 또는 시중에서 파는 닭가슴살 통조림이나 파우치를 이용해도 좋다.

2. 토마토는 3cm 두께로 슬라이스로 자른다.

3. 접시에 토마토를 깔고 베이비채소를 얹은 뒤 닭가슴살을 올리고 발사믹소스를 티스푼 1숟가락 정도 뿌려준다.

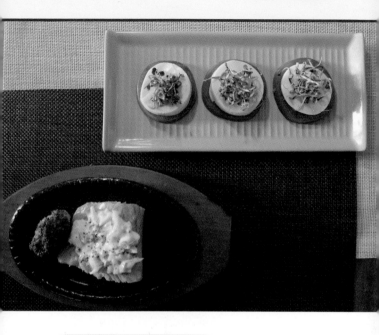

연어스테이크 정식 (약 7.5g)

[연어스테이크] [토마토 연두부샐러드]

[연어스테이크]

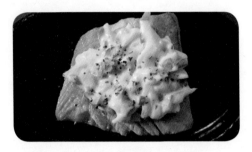

재료

연어 160g(0.4g), 양파 30g(2.16g), 피망 10g(0.28g)

파프리카 10g(0.56g), 마요네즈 2T, 후추 또는 바질가루 조금(0g)

레시피

1. 연어는 프라이팬에 기름을 넉넉히 두르고 중불에서 약 10분 정도 뚜껑을 중간중간 닫아가며 잘 익힌다. 이때 연어에 소금, 후추를 살짝 뿌려 구워줘도 좋다.

2. 모든 채소는 잘게 다지고 마요네즈와 후춧가루를 넣어 섞어 소스를 준비한다.

3. 잘 익은 연어구이 위에 마요네즈 소스를 보기 좋게 올린다. 바질가루가 있다면 조금 뿌려주면 풍미가 더해져 좋다.

[토마토연두부 샐러드]

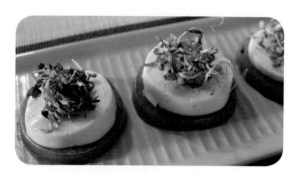

재료

연두부 60g(1.02g), 토마토 60g(2.22g)

새싹 5g(0.07g), 발사믹소스 5g(0.75g)

레시피

1. 연두부를 두께 1.5cm로 자른다.

2. 토마토 역시 연두부 두께에 맞춰 슬라이스 한다.

3. 그릇에 토마토를 깔고 그 위에 연두부를 올린 뒤 보기 좋게 새싹
   을 적당히 올린다.

4. 그 위에 발사믹 소스를 살짝 뿌려 먹는다.

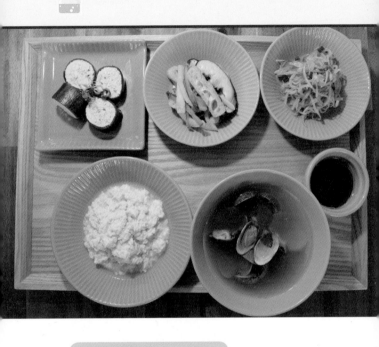

바지락탕 정식 (약 6g)

[바지락탕] [숙주나물] [순두부]

[다시마두부말이] [유부야채볶음]

[바지락탕]

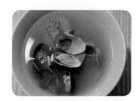

재료

바지락 50g(0.2g)

🧂 레시피

1. 다시물 200ml에 해감해 둔 바지락을 넣고 약 5분 간 끓인다.

* 간은 소금으로 한다.

[숙주나물]

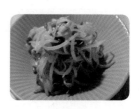

재료

숙주 50g(0.65g)

참기름

🧂 레시피

1. 숙주를 데쳐도 좋고 바로 프라이팬에 참기름을 두르고 볶아도 좋다.

2. 숨이 죽으면 소금으로 간을 한다. 마지막에 참기름을 더 첨가해도 좋다.

[순두부]

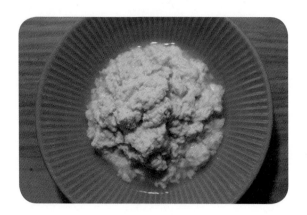

재료

순두부 80g(1.36g), 간장 1T(0.9g), 참기름 1T(0g)

레시피

1. 순두부를 전자렌지에 1분 정도 데운다.

2. 간장 1T에 참기름 1T를 섞어 간장소스를 만들어 작은 볼에 담아두고

3. 연두부 위에 새싹을 조금 얹어 기호에 맞게 간장소스를 뿌려가며 먹는다.

* 간장소스에 청양고추를 다져 매콤하게 먹어도 개운하다.

[다시마두부말이]

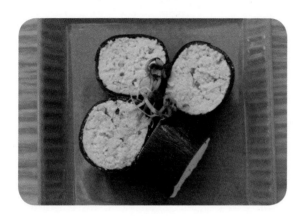

재료

생다시마 10g(0.2g), 두부 70g(0.84g), 간장 1t(0.9g), 참기름1T

레시피

1. 두부를 면보에 넣고 물기를 꾹 짠 뒤

2. 볼에 으깨진 두부를 넣고 간장과 참기름으로 간을 한다.

3. 김밥말이채 위에 다시마를 넓게 편다.

4. 양념된 두부를 넣어 돌돌 말아준다.

5. 그대로 약 10분 정도 두었다 두께 3cm 가량으로 잘라주어 마무리.

[유부야채볶음]

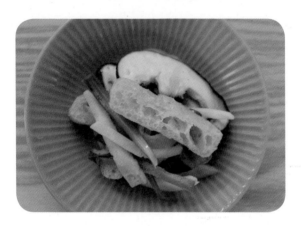

재료

유부 10g(0g), 양파 5g (0.36g), 당근 5g(0.325g)

표고버섯 10g(0.15g), 호박 5g(0.075g)

레시피

1. 유뷰와 표고버섯은 두께 0.8cm가량으로 잘라주고

2. 나머지 야채는 얇게 채썬다.

3. 기름을 두른 프라이팬에 양파 먼저 볶은 뒤 모든 재료를 넣은 뒤 소금 후추로 간을 하면서 볶는다.

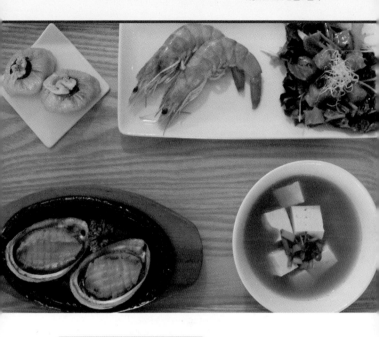

전복구이 정식 (약 7.5g)

[버터전복구이] [미소된장국]
[유부만두] [버터새우구이&연어샐러드]

[버터전복구이]

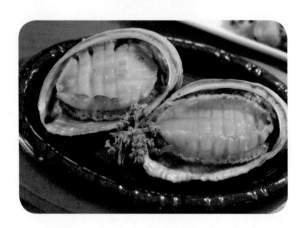

재료

전복 80g(2.8g), 버터 1T

레시피

1. 전복 2개를 내장과 분리하여 깨끗이 손질한 뒤 칼집을 내어놓는다. 이빨은 미리 제거해 두고 분리한 전복껍질은 버리지 말고 깨끗이 씻어 놓는다.

2. 프라이팬에 버터를 넉넉히 두른 뒤 전복을 중간불에서 은근히 익힌다.

3. 다 익은 전복은 전복껍데기를 그릇처럼 활용하여 잘 담는다.

[미소된장국]

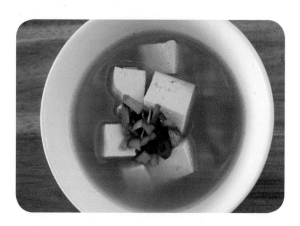

재료

두부 20g(0.12g), 미소된장 18g(3.0g), 부추 or 청양고추 1/3(0.03g)

🍶 레시피

1. 다시물 200ml에 미소된장을 밥수저 한 스푼 분량 푼다.

2. 두부는 깍둑썰기로 썰어 넣는다.

3. 된장국이 한소끔 끓으면 잘게 썬 부추와 청양고추를 넣어 마무리.

[유부만두]

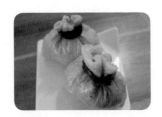

재료

사각유부 2개(0g), 두부 10g(0.12g)

부추 10g(0.13g), 간 돼지고기 10g(0g), 숙주 10g(0.13g)

레시피

1. 두부는 체에 받쳐 수저로 눌러 물기를 꼭 빼준다(면보에 꼭 짜주어도 좋다.)

2. 부추와 숙주는 잘게 썰어놓는다.

3. 간 돼지고기에 잘게 썰어놓은 야채와 두부를 섞고 소금과 후추간을 하여 속을 만든다.

4. 사각유부 위 끝을 가위로 자른 뒤 주머니를 만들어 그 안에 만두 속을 집어넣는다.

6. 부추 한 가닥으로 윗부분을 잘 말아 주머니 밖으로 속이 나오지 않도록 묶어준다. 이때 이쑤시개를 활용해도 괜찮다.

7. 찜기에 약 15분가량 익힌다.

[버터새우구이&연어샐러드]

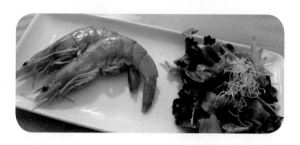

재료

새우 40g(0.12g), 버터 1T(0g), 적상추 2장(0.1g)

베이비채소 10g(0.1g), 연어 10g(0.01g), 발사믹소스 5g(0.75g)

레시피

1. 새우는 껍질채 깨끗이 손질해 두고

2. 프라이팬에 버터를 넉넉히 두른 뒤 새우를 굽는다. 이때 불은 중 불로 한다.

3. 연어는 깍둑썰기로 작게 썰어 준비해 둔다.

4. 그릇에 적상추를 깔고 베이비채소를 얹은 뒤 연어를 올리고 발사 믹 소스를 뿌려 마무리.

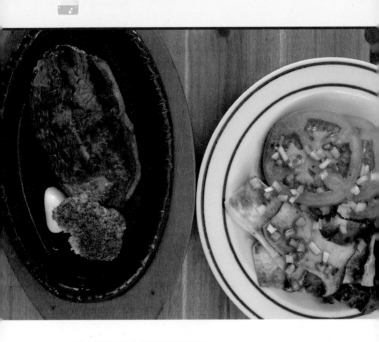

소고기스테이크 정식 (약 6g)

[소고기스테이크] [버섯토마토샐러드]

[소고기스테이크]

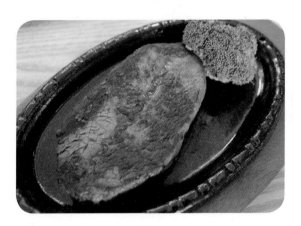

재료

소고기채끝살 250g(0.8g), 마늘 1톨(1.4g), 브로콜리 5g(0.04g)

레시피

1. 프라이팬에 기름 or 버터를 두르고 소고기채끝살과 마늘 1톨을 함께 익힌다.

2. 처음에는 강불에서 굽다 육즙이 나오면 중불로 은근히 익힌다. 이때 브로콜리를 살짝 익힌다.

[버섯토마토샐러드]

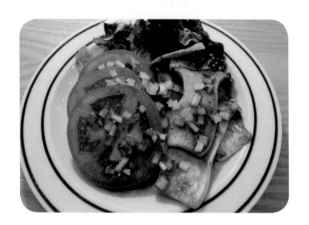

재료

새송이버섯 20g(0.52g), 토마토 50g(1.75g)

적상추 1장(0.05g), 양파 10g(0.72g), 발사믹소소 5g(0.75g)

레시피

1. 새송이버섯을 0.3cm 두께로 자른 뒤 프라이팬에 기름을 두르지 않고 그냥 굽는다.

2. 토마토도 0.3cm 두께로 슬라이스 한다.

3. 그릇에 적상추를 한 장 깔고 새송이버섯과 토마토를 보기좋게 올린다.

4. 다진 양파를 버섯과 토마토에 뿌린 뒤 발사믹소스로 마무리.

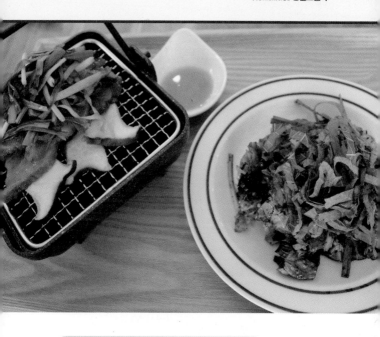

버섯부추 훈제오리샤워 정식 (약 13g)

[오리훈제샤워] [상추깻잎겉절이]

[오리훈제샤워]

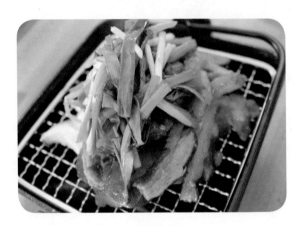

재료

훈제오리 150g(8.4g), 새송이버섯 50g(1.3g)

부추 30g(0.39g), 연겨자소스 5g(0.5g)

레시피

1. 찜기에 새송이버섯, 오리, 부추 순으로 올린 뒤 뚜껑을 닫
   고 재료들을 익힌다.

이때 야채는 부드럽게 익고 오리는 기름과 짠기가 빠져 더욱
쫀득하고 담백하다.

2. 그릇에 예쁘게 담아 연겨자소스를 뿌려 마무리한다.

[상추깻잎겉절이]

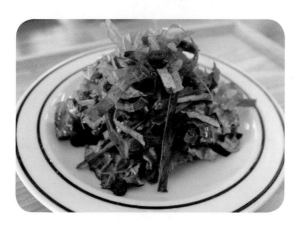

재료

상추 2장(0.1g), 깻잎 2장(0g), 부추 10g(0.13g)

청양고추 1/3개(0.03g), 고춧가루, 참기름, 액젓 아주 조금

레시피

1. 상추와 깻잎은 먹기 좋게 손으로 찢는다.

2. 부추는 4cm가량으로 잘라놓고 청양고추는 얇게 어슷썰기 해
   놓는다.

3. 볼에 모든 재료를 섞어 살살 버무려준다. 간은 액젓으로 하고
   참기름을 두른 뒤 마무리한다.

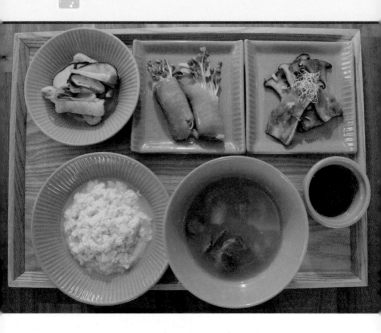

굴국정식 (약 10.5g)

[순두부] [굴국] [유부야채볶음]

[훈제연어말이] [새송이볶음]

[순두부]

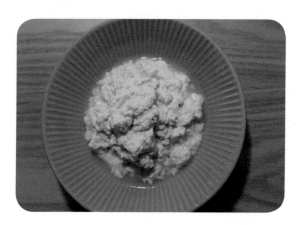

재료

순두부 80g(1.36g), 간장 1T(0.9g), 참기름 1T(0g)

레시피

1. 순두부를 전자렌지에 1분 정도 데운다.

2. 간장 1T에 참기름 1T를 섞어 간장소스를 만들어 작은 볼에 담
   아두고

3. 연두부 위에 새싹을 조금 얹어 기호에 맞게 간장소스를 뿌려가
   며 먹는다.

* 간장소스에 청양고추를 다져 매콤하게 먹어도 개운하다.

[굴국]

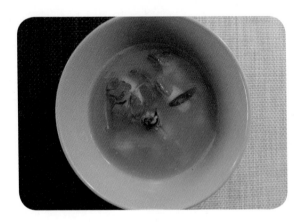

재료

굴 50g(2.35g), 미나리, 청양고추 아주 조금(0.01g)

레시피

1. 굴을 소금물에 살살 씻어준다. 깨끗한 물에 두어 번 더 씻어 체에 받쳐준다.

2. 다시물 200ml가 끓으면 굴을 넣어준다.

3. 한소끔 끓으면 나오는 거품은 걷어내고 소금으로 간한다.

4. 미나리나 청양고추 조금 넣어 마무리.

[유부야채볶음]

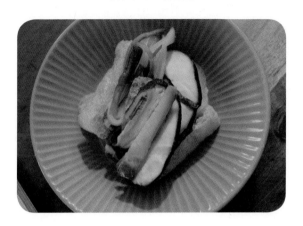

재료

유부 10g(0g), 양파 5g(0.36g), 당근 5g(0.325g)

표고버섯 10g(0.15g), 호박 5g(0.075g)

레시피

1. 유뷰와 표고버섯은 두께 0.8cm가량으로 잘라준다.

2. 나머지 야채는 얇게 채썬다.

3. 기름을 두른 프라이팬에 양파 먼저 볶은 뒤 모든 재료를 넣은 뒤 소금 후추로 간을 하면서 볶는다.

[훈제연어말이]

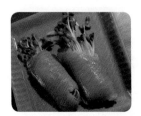

재료

훈제연어 10g(0.01g)

무순 10g(0.14g)

양파 10g(0.72g)

레시피

1. 훈제연어를 펼쳐 무순과 채 썬 양파를 넣고 돌돌 말아준다.

[새송이볶음]

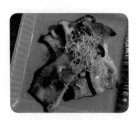

재료

새송이버섯 50g(1.3g)

양파, 새싹 아주 조금(1g)

굴소스 5g(1.47g)

레시피

1. 새송이버섯을 0.1cm 두께로 세로로 자른다.

2. 프라이팬에 기름을 두르고 굴소스를 반 티스푼 정도 넣어 볶아준다.

3. 그릇에 담을 때 다진 양파와 새송이버섯을 올려준다.

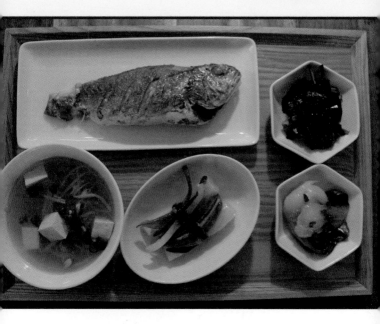

조기구이정식 (약 5g)

[콩나물국] [곤약야채말이] [청경채볶음]
[조기구이] [상추부추겉절이]

[콩나물국]

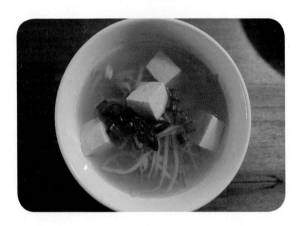

재료

콩나물 20g(0.26g), 두부 10g(0.12g)

쪽파, 청양고추 조금(0.1g)

레시피

1. 다시물 200ml에 콩나물을 넣고 뚜껑을 닫고 한소끔 끓인다.

2. 두부와 청양고추, 쪽파를 조금 넣고 소금으로 간을 한다.

[곤약야채말이]

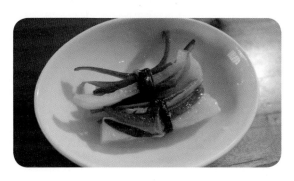

재료

곤약 5g(0.05g), 파프리카 10g(0.28g), 피망 5g(0.14g)

부추 5g(0.07g), 파인애플 1g(0.19g)

레시피

1. 데친 곤약을 길이 5cm 두께 1.5cm 정도로 잘라놓는다.

2. 파프리카 피망은 5cm 길이로 채 썰어 놓는다.

3. 부추는 1-2가닥 끓는 물에 살짝 담궈 숨을 죽여놓는다.

4. 파인애플은 아주 잘게 다져놓는다.

5. 곤약 위에 파프리카, 피망을 올린 뒤 숨 죽어 연해진 부추로 돌돌말아 고정시키고 그 위에 다진 파인애플을 올린다.

[청경채볶음]

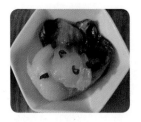

재료

청경채 20g(0.16g)

레시피

1. 청경채를 끓는 물에 데쳐 찬 물에 씻은 뒤 꼭 짜 수분을 제거해준다.

2. 프라이팬에 기름을 두르고 볶다 소금으로 간한 뒤 참기름으로 마무리를 한다. 프라이팬에 볶으면 풋내가 덜 나지만 볶지 않고 바로 데친 청경채에 소금과 참기름으로 버무려도 괜찮다.

[조기구이]

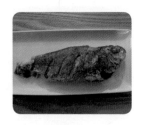

재료

조기 120g(약 1g 미만)

레시피

1. 조기를 먹기 적당하게 골고루 구워줍니다.

[상추부추겉절이]

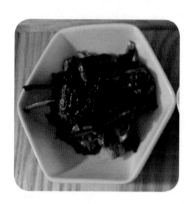

재료

상추 2장(0.1g), 부추 10g(0.13g), 청양고추 1/3개(0.03g)

고춧가루, 참기름, 액젓 아주 조금

레시피

1. 상추와 깻잎은 먹기 좋게 손으로 찢는다.

2. 부추는 4cm가량으로 잘라놓고 청양고추는 얇게 어슷썰기 해 놓는다.

3. 볼에 모든 재료를 섞어 살살 버무려준다. 간은 액젓으로 하고 참기름을 두른 뒤 마무리한다.

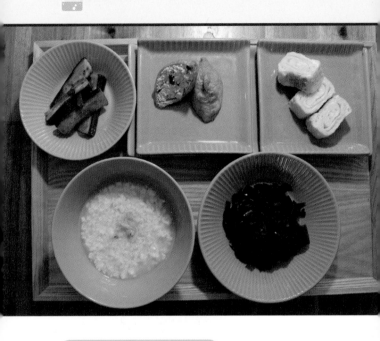

콩비지찌개 정식 (약 12g)

[톳미역샐러드] [콩비지찌개]

[계란말이] [가지볶음] [유부두부초밥]

[톳미역샐러드]

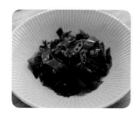

재료

톳 5g(0g)

생미역 10g(0.2g)

식초소스 15g(0.8g)

🧂🧂 레시피

1. 톳과 생미역은 끓는 물에 데친 뒤 찬물에 담궈 놓는다.

2. 먹기 좋은 크기로 썬 뒤 식초소스로 버무려 마무리. 식초소스 대신 발사믹소스를 사용해도 괜찮다.

[콩비지찌개]

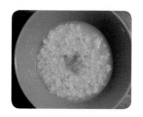

재료

콩비지 80g(1.84g)

새우젓 1T(0.01g)

🧂🧂 레시피

1. 다시물 200ml에 콩비지를 함께 넣어 중불에서 익힌다.

2. 한소끔 끓으면 새우젓으로 간한다.

[계란말이]

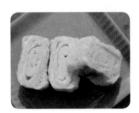

재료

계란 100g(0.3g)

🧂 레시피

1. 계란(대란) 1알을 잘 풀어 소금으로 간한 뒤 사각프라이팬을 이용해 말이를 만든다.

[가지볶음]

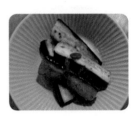

재료

가지 40g(1.16g)

국간장 1/2T(0.7g)

참기름 1/2T(0g)

🧂 레시피

1. 가지의 1/4 토막을 세로로 6등분 한다.
2. 기름을 둘러 프라이팬에 가지를 볶다 국간장과 참기름으로 간을 한다.

* 끓는 물에 데쳐 국간장과 참기름으로 버무려도 좋다.

[유부두부초밥]

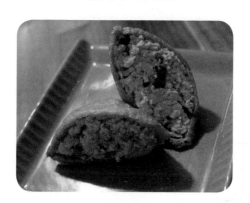

재료

유부주머니 2개(3g), 두부 20g(0.24g)

피망 5g(0.14g), 파프리카 5g(0.28g), 초밥물 9g(2.95g)

레시피

1. 두부는 체에 받쳐 수저로 눌러 으깨어 물기를 꼭 빼준다.

2. 피망과 파프리카는 잘게 다진다.

3. 으깬 두부에 잘게 다진 야채를 넣고 초밥물을 밥수저 기준 반 숟가
   락 넣어 섞는다.

4. 간이 되어 있는 삼각유부 주머니에 초밥물과 섞은 두부속을 넣는다.

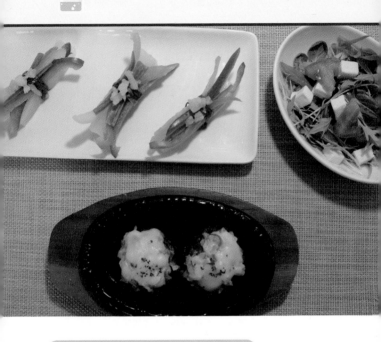

표고버섯 완자 치즈정식(술안주) (약 5g)

[표고버섯완자피자] [크림치즈샐러드]

[곤약야채말이]

[표고버섯완자피자]

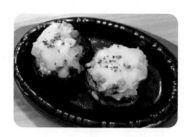

재료

표고버섯 30g(0.45g), 간 소고기 20g(0.06g), 피망 5g(0.14g)

파프리카 5g(0.28g), 양파 5g(0.36g), 모짜렐라치즈 5g(0.21g)

마요네즈, 소금, 후추 조금(0g)

레시피

1. 표고버섯 밑동을 제거해 준비해둔다.

2. 모든 야채는 잘게 다져 마요네즈에 버무려 놓는다.

3. 간 소고기에 소금 후추를 넣어 밑간을 해둔다.

4. 표고버섯에 밑간한 소고기속을 채워 180도로 예열된 오븐에 넣어 10분간 익힌다.

* 이때 오븐기 대신 약불에 프라이팬 뚜껑을 닫아 20분간 익혀도 괜찮다.

5. 소고기속이 익은 표고버섯 위에 마요네즈에 버무려놓은 야채속을 얹은 후 모짜렐라 치즈를 살짝 뿌려 다시 한 번 오븐기에서 2~3분간 굽는다.

[크림치즈샐러드]

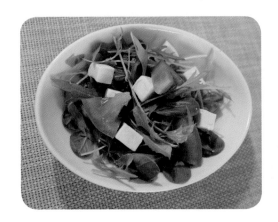

재료

크림치즈 10g(0.6g), 토마토 20g(0.74g), 베이비채소 30g(0.5g)

레시피

1. 큐브크림치즈를 반 토막씩 잘라 준비한다.

2. 토마토는 0.3cm 두께로 슬라이스 한다.

3. 그릇에 슬라이스 한 토마토를 깔고 베이비채소와 크림치즈를 얹는다.

* 크림치즈와 야채를 함께 먹으면 다른 소스가 필요 없다.

[곤약야채말이]

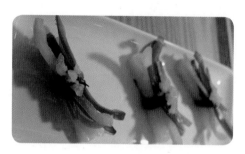

재료

곤약 10g(0.1g), 파프리카 10g(0.56g), 피망 10g(0.28g)

부추 5g(0.07g), 파인애플 5g(0.6g)

레시피

1. 데친 곤약을 길이 5cm 두께 1.5cm 정도로 잘라놓는다.

2. 파프리카, 피망은 5cm 길이로 채 썰어 놓는다.

3. 부추는 1-2가닥 끓는 물에 살짝 담궈 숨을 죽여놓는다.

4. 파인애플은 아주 잘게 다져놓는다.

5. 곤약 위에 파프리카, 피망을 올린 뒤 숨 죽어 연해진 부추로 돌돌 말아 고정시킨 뒤 그 위에 파인애플 다짐을 올린다. 파인애플의 달콤상큼한 맛이 소스의 역할을 대신한다.

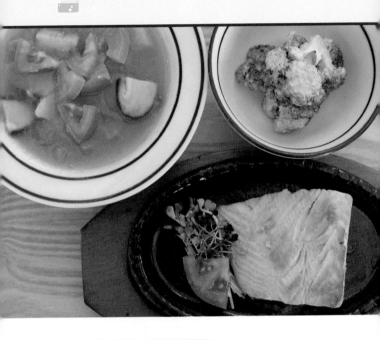

토마토스프 정식 (약 5g)

[연어구이] [브로콜리샐러드]

[토마토스프]

* 액젓당량이 정확하지 않아 넉넉히 계산.

[연어구이]

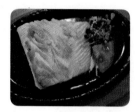

재료

연어 100g(0.1g)

🧂🧂 레시피

1. 연어는 프라이팬에 기름
   을 넉넉히 두르고 중불
   에서 약 10분 정도 뚜껑
   을 중간중간 닫아가며
   잘 익힌다. 이때 연어에
   소금 후추를 살짝 뿌려
   구워줘도 좋다.

* 집에 있는 야채를 곁들여
  먹어도 좋습니다.

[브로콜리샐러드]

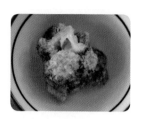

재료

브로콜리 30g(0.24g)

마요네즈 6g(0.2g)

퀸치레몬 4g(1.75g)

🧂🧂 레시피

1. 브로콜리를 야채세정제
   로 깨끗이 씻어 먹기 좋
   게 잘라 준비한다.

2. 볼에 브로콜리와 마요네
   즈 밥수저 반 스푼, 퀸치
   레몬 1/2을 넣어 잘 버
   무려준다.

[토마토스프]

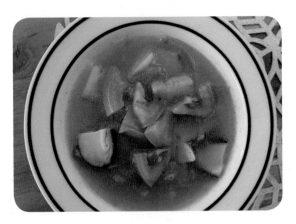

재료

토마토 100g(3.7g), 양송이버섯 20g(0.02g), 양파 30g(2.16g)

당근 5g(0.8g), 마늘 1톨(1.4g), 액젓 1T(1.8g)

🧂🧂 레시피

1. 마늘, 양파, 당근을 채썰어 기름에 볶다 물 200ml을 넣는다.

2. 깍둑썰기한 토마토와 양송이버섯을 넣고 한소끔 끓어오르면 액젓
   으로 간을 한다.

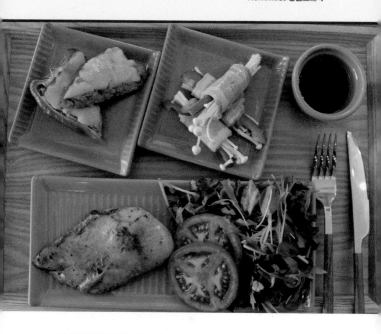

닭가슴스테이크 정식 (약 14g)

[닭가슴스테이크] [피망피자] [베이컨야채말이]

[닭가슴스테이크]

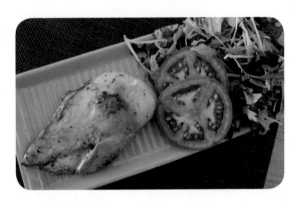

재료

닭가슴살 100g(0.1g), 토마토 40g(1.48g)

베이비채소 200g(1g), 발사믹소스 10g(1.5g), 버터

레시피

1. 닭가슴살을 버터를 듬뿍 두른 프라이팬에 중불에서 익힌다. 이때 뚜껑을 닫아 수분이 날아가지 않도록 한다.

* 닭가슴살에 수분이 모두 날아가 버릴 경우 너무 퍽퍽하다.

2. 토마토는 슬라이스로 준비해둔다.

3. 그릇에 앞뒤로 노릇하게 잘 구워진 닭가슴살과 베이비채소, 토마토를 함께 담고 발사믹소스를 뿌려 마무리.

[피망피자]

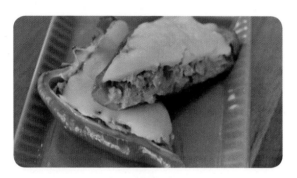

재료

피망 80g(2.24g), 참치캔 or 연어캔 70g(0.3g)

양파 30g(2.16g), 파프리카 30g(1.68g)

마요네즈 12g(0.4g), 모짜렐라치즈 20g(0.84g)

레시피

1. 피망 한 개를 반으로 잘라 속을 다 빼준다.

2. 참치캔의 참치를 체에 받쳐 기름을 모두 빼 준비한다.

3. 모든 야채는 잘게 다져 기름이 빠진 참치와 마요네즈와 함께 버무려 속을 만든다.

4. 피망에 참치야채속을 채운 뒤 모짜렐라치즈를 뿌려 150도 예열된 오븐기에 치즈가 녹을때 까지만 익힌다.

[베이컨야채말이]

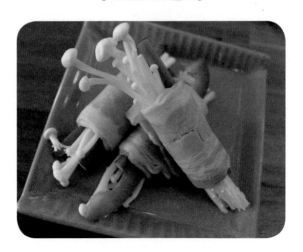

재료

베이컨 3장 50g(0.15g), 팽이버섯 10g(0.37g)

파프리카 5g(0.28g), 아스파라거스 10g(0.25g)

레시피

1. 모든 야채는 길이 5cm로 잘라 준비한다

2. 베이컨을 펴고 잘라놓은 야채를 적당히 넣은 뒤 돌돌 말아 놓는다.

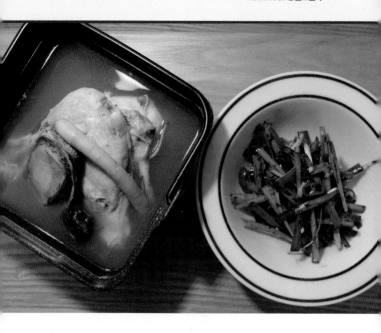

삼계탕 정식 (약 4.7g)

[삼계탕] [부추겉절이]

* 부재료의 정확한 당질 확인이 어려워 최대한 넉넉히 계산.
  실질적으로는 4.7보다 훨씬 낮을 것으로 생각됨

[삼계탕]

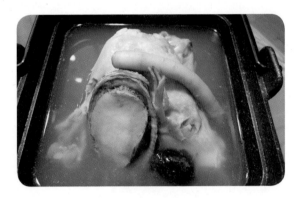

재료

영계 1마리(0.2g), 전복 1미(1g)

수삼 1개 5g(0.5~1g 정확한 당질 없음. 우엉 기준 100g 9.7 로 넉넉히 계산하면 0.5)

대추 1개 2g(1.2g 정확한 당질 없음. 곶감 기준 100g 57.3 넉넉히 계산하면 1.2)

📓📓 레시피

1. 영계 반 마리를 깨끗이 씻어 준비해 둔다.

2. 전복의 이빨을 제거하고 솔로 깨끗이 씻어 준비한다.

3. 물 500ml에 영계 전복 수삼 대추를 넣고 약 40분간 중불에 끓여준다.

[부추겉절이]

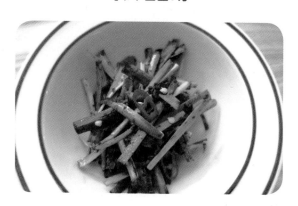

재료

부추 300g(0.39g),

청양고추 1/3개(0.03g)

국간장 1T(0.7g)

참기름

레시피

1. 부추는 길이 5cm로 자른 후 어슷썰기한 청양고추와 함께 국간장
   참기름에 버무려 놓는다.

우리 몸의 인슐린을 아껴써라

다이어트는 '무엇을 위해 무엇을 제한한다'는 뜻을 지니고 있습니다. 무엇을 위한 것인지는 사람마다 다를 것입니다. 그것이 빼어난 몸매일 수도, 당뇨, 치매일 수도 있습니다. 무엇을 제한할 것인가, 거꾸로 우리는 무엇을 먹을 것인가에 대한 고민이 남게 됩니다. 칼로리가 낮은 음식을 먹는 것이 기존 다이어트의 핵심이었다면, 키토제닉 다이어트는 당질만 제한하면 획기적으로 건강을 변화시킬 수 있다는 것이 핵심입니다.

당질을 제한하면 우리 몸에서 케톤체 회로가 작동하지만, 당질을 섭취할 경우 당질회로가 작동하게 됩니다.

당질이 들어오면 우리 몸은 인슐린 쓰기에 바빠지게 됩니다. 현대인의 식습관 및 식단은 우리 몸을 부지불식간에 당질 과잉 상태로 올려놓습니다. 따라서 인슐린은 더욱 바빠지고 체지방은 늘어나게 됩니다. 당질 과잉 상태에 대한 의학적 경고가 필요한 이유입니다. 키토제닉 다이어트는 기존에 건강하다고 믿고 있던 식단과 잘못된 상식이 얼마나 우리 몸을 당질과잉 상태로 만들고 있는지에 대한 문제의식으로부터 출발합니다. 당질의 과잉 섭취로 초래되는 당뇨, 치매, 우울증 등 수많은 사회적 질병들에 대해 관심을 갖고 경각심을 가져야 합니다. 이제 우리가 흔히 쓰는 식재료의 당질량에 대한 정보가 대중적으로 널리 알려지고 상식이 되어야 한다고 생각합니다. 음식별 칼로리가 높고 낮은 것의 구분이 한눈에도 쉬운 것처럼 말입니다.

인슐린의 별명은 다름 아닌 비만 호르몬입니다. 이 호르몬은 포도당이 들어오면 체지방 축적을 돕기 때문입니다. 노년기 삶의 질을 좌우한다고 흔히 말하는 관절을 아껴쓰는 것만큼이나 당질을 제한하여 인슐린을 아껴쓰는 것은 아껴쓸수록 우리의 건강을 획기적으로 변화시켜 줄 것입니다.

음식을 먹지 못하는 박탈감, 칼로리 제한에 대한 스트레스, 극단적이고 단발적인 다이어트로 발생하는 몸의 부작용, 다이어트에 대한 고통스러운 심리적 기제 등으로부터 이제 해방되어야 합니다. 키토제닉 다이어트가 이론적으로 설명되고 끝나는 것이 아니라 우리 생활 속 매 끼니마다 녹아들어 평생 즐겁게 할 수 있는 다이어트가 되길 바랍니다.

음식에 따른 당질량 정보와 더불어 케톤체를 높이기 위한 MCT 오일과 그 효능도 눈여겨봐야 할 대목입니다. 키토제닉 다이어트 식단 구성 시 충분한 수분, 미네랄, 비타민 등의 일일 섭취량이 부족하지 않도록 반드시 섭취할 것을 권고합니다.

본 책에서 정리해놓은 식재료의 당질량을 기초자료로 활용하여 독자를 포함하여 식품업계, 요리 연구가 등이 키토제닉 식단을 더욱 다양하고 맛있게 개발해나가는 계기가 되길 바랍니다. 더불어 한의학적 섭생의 원리를 더한 키토제닉 다이어트에 대한 활발한 연구도 기대해봅니다.

마지막으로 이 책이 나오기까지 고생해주신 출판사 직원분들과 다이트한의원 가족여러분께 감사의 말씀을 전합니다.

**이 책이 우리를 살찌게 하는 진짜 원인, 당질과의
전쟁을 위한 실전 전략서가 되길 희망합니다!**

권선복(도서출판 행복에너지 대표이사)

우리는 '한국인은 밥심'이라는 말을 자연스럽게 합니다.
식사를 하는 것을 두고 '밥 먹는다'고 표현하는 것도 그렇
고, 뭘 먹어도 꼭 식사의 끝을 밥으로 마무리하려고 드는
식사습관도 그렇고, 조상님들께 밥을 통한 '당질 애착증'
을 물려받은 것이 아닐지 생각될 때가 있습니다.

이러한 '당질 애착증'은 우리의 조상님들에게는 큰 문제
가 되지 않았을지도 모르겠습니다. 우리의 부모님 세대까
지만 해도 끼니를 해결하는 것이 무엇보다 중요한 지상과

제였기 때문입니다. 또한 지금은 넘쳐나는 밀가루는 한국전쟁 후 미국의 원조물자로 들어오기 전에는 귀한 식재료였고, 지금은 CJ가 된 ㈜제일제당이 삼성 고(故) 이병철 회장의 노력으로 국산 설탕을 제대로 생산해 내기 전까지 설탕이란 참 값비싼(?) 단맛이었습니다. 하지만 과거에는 상상도 하지 못했던 수많은 단맛이 우리를 유혹하는 현재, 당질은 통배와 고혈압, 지방간, 신장병 등 각종 성인병의 원인으로서 우리를 위협하고 있습니다.

이 책『한눈에 보는 당질조절 핸드북』은 전작『당질 조절 프로젝트-케토제닉 다이어트』의 실전편에 해당됩니다. 『당질 조절 프로젝트』에서 우리를 살찌게 하고, 성인병에 노출시키는 진정한 원인이 지방, 칼로리가 아니라 당질이라는 것을 환기시킨 방민우 저자는 『한눈에 보는 당질조절 핸드북』을 통해 우리가 일상적으로 섭취하는 식재료, 식품들의 당질 함유량을 보기 편하게 체크해 주는 한편, 적은 당질로 입을 즐겁게 할 수 있는 양질의 맛있는 요리 레시피까지 제공해 주고 있습니다. 지키기 어려운 칼로리 제한이 아니라, 적당하게 조절된 영양 비율 식단을 통해 우리 몸의 케톤체 생산 능력을 향상시키는 비법을 알려주는 셈입니다.

독자 여러분께서도 이 책을 탐독하셔서 즐거운 식사를 하면서도 우리 몸을 활기찬 에너지로 채우는 행복의 문을 열게 되시기를 기원합니다.

'행복에너지'의 해피 대한민국 프로젝트!

<모교 책 보내기 운동> <군부대 책 보내기 운동>

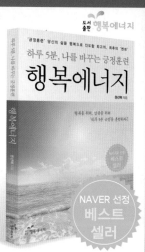

한 권의 책은 한 사람의 인생을 바꾸는 힘을 가지고 있습니다. 한 사람의 인생이 바뀌면 한 나라의 국운이 바뀝니다. 그럼에도 불구하고 많은 학교의 도서관이 가난하며 나라를 지키는 군인들은 사회와 단절되어 자기계발을 하기 어렵습니다. 저희 행복에너지에서는 베스트셀러와 각종 기관에서 우수도서로 선정된 도서를 중심으로 <모교 책 보내기 운동>과 <군부대 책 보내기 운동>을 펼치고 있습니다. 책을 제공해 주시면 수요기관에서 감사장과 함께 기부금 영수증을 받을 수 있어 좋은 일에 따르는 적절한 세액 공제의 혜택도 뒤따르게 됩니다. 대한민국의 미래, 젊은이들에게 좋은 책을 보내주십시오. 독자 여러분의 자랑스러운 모교와 군부대에 보내진 한 권의 책은 더 크게 성장할 대한민국의 발판이 될 것입니다.

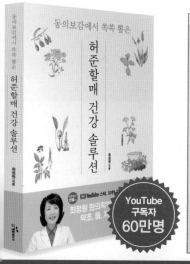

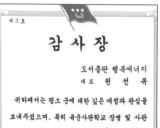

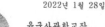

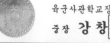

다이트만의
차별화된 시스템

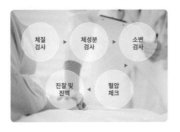

SYSTEM 01
철저한 검사 프로세스

사람의 체질은 모두 다릅니다.
그렇기 때문에 철저한 검사를 통해
본인의 체질과 생활습관에 맞춘 처방이 필요합니다.
한의학의 체질에 대한 이해와 안정성이
체질개선 치료 다이어트를 완성합니다.

SYSTEM 02
다이트한의원만의 원외 탕전 보유

다이트한의원 자체 원외탕전은 농축부터
건조, 포장까지 최신식 설비를 구축하여
한약의 효능을 더 높이고, 복용 시 더욱 안심하고
편하게 드실 수 있도록 제조하고 있습니다.

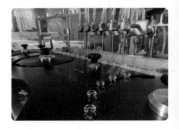

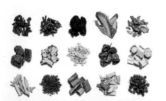

SYSTEM 03
식약처 인증(GMP) 청정 한약재

한약재는 등급마다 가격이 천차만별로 차이가 납니다.
다이트한의원은 식약처 인증(GMP)을 받은
우수한 품질의 한약재만을 사용하여
더욱 질이 좋고 위생적인 청정 한약재만 고집합니다.